適応障害の真実

和

宝島社新書

はじめに

2021年5月26日、俳優の深田恭子さんが体調を崩し、芸能活動を休止すると所属事務所ホリプロから発表されました。

医師による診断は「適応障害」——。

ホリプロの説明によると深田さんは2020年の春頃から体調を崩していたとのことで、休養発表の2日前のイベントに登場した時には、声がかすれ気味で呂律も回っておらず、イチゴを試食する場面では手元がおぼつかない様子で、口に運ぶ前に落としてしまうハプニングもあったといいます。

私が直接診断をしたわけではないので深田さんの症状については推測の域を出ませんが、このような心身の異常は「適応障害」が重いものになると、よく見られるものです。

深田さんの休養を報じるメディアの多くは複数のドラマ出演や映画撮影、８社のＣＭに起用されるハードワークが病の原因だと指摘しています。

もちろんそうしたことの影響は否めないでしょう。

ただ、ハードワークだからといって誰もが同様の症状になるわけでもないのが、この病気の難しいところです。

日本においては適応障害としての統計が取られていないため明確に「これだけ増えている」と示すことは難しいのですが、精神科医の診療を受ける患者の10％程度が適応障害によるものだともいわれています。厚生労働省の調査によると２０１７年における精神疾患の総患者数が４１９万３０００人とされていますから、単純にこの10％が適応障害だとすれば日本全国で40万人以上の患者がいることになります。

精神科での診療を受けずに一人で苦しんでいる人や適応障害予備軍も含めれば、その数はさらに増えることになるでしょう。コロナ禍による自宅待機などの生活の変化がさらなる患者数の増加を招くであろうことも推察されます。

つまり深田さんの例は決して珍しいものではなく、この心の病は精神科医の視点から見た時に、日本人が非常にかかりやすい病気なのです。

その一方で適応障害はきちんとカウンセリングなどによる治療を受けた時には、似たようなうつ病などと比べて治りやすい病気とも言えます。人によってはセルフケアによって症状を改善することも決して難しくはありません。


世の中が変わっていく時期には、自分が生まれ育ったり、教育を受けたり、経験してきたことと違う形で世の中が進んでいくため、これに適応することが困難になります。


適応障害とはその文字のごとく、自分の既成観念と世の中の現状とのギャップに「適応」していくことに「障害」が生じた病気と言っていいものです。

これからの社会においてはAIの進歩などによって、さらに既成観念やこれまでの常識では適応することが困難になっていくことが予想されます。

本書で私が言いたいことは、そうした時代にそもそも適応しなければいけないということではありません。むしろ、のらくらと時代に合わせていける柔軟性が必要となってくるということです。しかし、それがうまくできないのが日本人、ひいては日本的文化の特徴でもあります。

本書では、適応障害とは何かを解説するとともに、そうした社会の変化によって確実に増えていくであろうこの病気の背景を私見もまじえて解説し、その対処法を私なりの知識と経験からお伝えしていきます。

和田秀樹

２０２１年９月

目次

第四章　精神医療現場が崩壊している

第五章 ストレスを弱めるために

第六章　脳にいい生活習慣

第一章　適応障害とはどんな病気か？

適応障害の診断基準

適応障害とは、生活のさまざまな場面で生じる日常的なストレスにうまく対処することができずに精神状態や行動面において支障をきたす病気のことを言います。

厚生労働省は、「気分の変動によって日常生活に支障をきたす病気」を総称して「気分障害」と分類しています。気分障害は厚生労働省の統計上で「うつ病」「双極性障害（躁うつ病）」「気分変調症（軽度の抑うつ状態が慢性的に続くもの）」「その他の気分障害」の4つに分類され、適応障害は「その他の気分障害」に含まれます。

アメリカ精神医学会が2013年に出版したDSM－5（精神障害の診断と統計マニュアル第5版）による分類は厚労省よりも詳細で、適応障害は「心的外傷（トラウマ）およびストレス因関連障害群」の一つとして、PTSD（心的外傷後ストレス障害）と同じ群に属するものとしています。

PTSDは過度なDVやレイプ犯罪などの命を脅かすような強烈なトラウマ体験がそのきっかけとなるのに対し、適応障害は「自身の置かれた環境に適応できないこと」がストレス要因となり精神および行動の異常が発生している状態をいいます。

ところで、日本においては多くの人が、「ストレス」という言葉について少し誤解をしているようで、ストレス要因やそれによる反応のすべてをストレスと称するケースが多く見られます。

しかし精神医学においては「特定のストレスを引き起こすストレス要因」のことを「ストレッサー」と呼びます。そして「ストレッサーによって生じる心身のゆがみ」を「ストレス」と称します。

「仕事に行きたくない」というケースでは、仕事がストレッサーで出勤が嫌になることがストレス。「初めて体験することを前に胃が痛くなる」のは初めての体験がストレッサーで、胃痛がストレスにあたります。

同じストレッサーに対しても、人それぞれのものの見方や感じ方によって、ストレスを強く生じる人も、そうでない人もいます。

DSM－5による診断基準では、以下のA～Eのすべてを満たせば適応障害であるとしています。

A. はっきりとしたストレッサーがあり、ストレッサーを受け始めてから3カ月以内にストレス反応が出現。

B．以下の1と2のうち少なくとも一つの症状がある。「1・ストレッサーに不釣り合いな程度の症状や苦痛」「2・社会的、職業的など生活の重要な領域において重大な機能不全が起きている」

C．他の精神疾患では説明できない。

D．一般的に見られる死別反応では症状を説明できない。

E．ストレッサーがなくなれば、症状が6カ月以上継続することはない。

このすべてに該当し、障害の継続が6カ月未満のものを「急性適応障害」、6カ月以上続くものを「持続性（慢性）適応障害」としています。

適応障害においては、特定のストレッサーに対し、その人の性格など個人的な要素が組み合わさって心身にさまざまな症状が現れます。

たとえば職場にストレッサーがあったとすると、出勤している間は倦怠感を覚えるなどの体調不良や過度に自信を失ったりするなどの精神面の不調に見舞われることになります。ところが職場以外のストレッサーのない環境では普通に生活できることも多く、そのため「怠け病」などと呼ばれることもあります。しかし、これは実情に即した呼び方ではありません。

五月病も適応障害の一種

昔からよくいわれる「五月病」も一種の適応障害です。

五月病は正式な病名ではなく、もともとは受験に合格しながら5月のゴールデンウイークを境にして無気力状態に陥ってしまう大学生に対して使われていましたが、近年では社会人に対しても使われるようになりました。

4月の年度替わりで就職や転職、異動など環境の変化が生じ、新しい環境になじめずに不安感や抑圧感が強まった状態のままゴールデンウイークを迎えると職場に対するネガティブなイメージがさらに濃くなってしまいます。これが休み中のリラックスした環境とのギャップによっていっそう際立ち、休み明けには出社することへの抵抗感が生じて心身に不調をきたすようになるのがいわゆる五月病です。

日曜の夕方にテレビアニメの『サザエさん』を見終わると翌朝の出勤のことを思

い出して憂うつになるのも、きわめて軽微ではありますが適応障害の入り口のようなものだといえるでしょう。

適応障害は本人の主観的な訴えが主であることから「仮病ではないか」などと誤解を受けることが少なくありません。

職場にストレス要因のある人の場合、プライベートでは比較的元気であることから「病気という割に都合がよすぎるのではないか」などと非難されることもあるでしょう。

ストレス要因に近づくと症状が強くなるものの、離れてしまえば症状が治まって楽になるため「会社に行けなくても飲み会や旅行には行ける」ということも多々あります。

適応障害によって生じる「うつ状態」は、根本のところで「うつ病」とは異なるものですが、メンタルヘルスに詳しくない人だと同じように受け取ってしまって、そこで誤解が生じてしまうこともあります。

大坂なおみ選手の本当の病状

プロテニスプレーヤーの大坂なおみさんは2021年5月、全仏オープンの開幕前に「心の健康が無視されている」として記者会見拒否を表明し、その後、2回戦を前にして「2018年全米オープン優勝後から〝うつ病〟に悩まされてきた」とツイッターで告白して大会を棄権しました。

これに対して「うつ病で試合ができるのか?」との違和感を訴える声もありました。実際に大坂さんがツイッターに記した「depression」という単語は「うつ病」とも訳されますが、英語圏では、「うつ症状」や、病気とは言い切れないような「気分の落ち込み」を意味することもあります。ほとんどの日本メディアが「うつ病」と報じていた中でNHKだけは「気分の落ち込み」と訳していました。

大坂さんがどの意味でツイートしていたのかはわかりませんが、仮に「うつ状態」の意味で「depression」という単語を使っていたのだとすれば、「記者会見に対して強度のストレスを感じる」適応障害的な症状であったとも考えられ、試合で高度なパフォーマンスを示しながら記者会見は拒否することは、メンタルヘルスの観点からすると決して矛盾した話ではありません。

「他の選手だって条件は同じなのに一人だけストレスを言い訳にして記者会見を拒否するのはおかしい」などと言われたりもしましたが、ストレス状況に対する反応というのは人それぞれで、それに対する抵抗力や反発力も個人差の大きいものです。

その後、東京オリンピックの開会式で大坂さんは聖火リレーの最終走者として元気な姿を見せていましたが、これも「記者会見というストレス要因から一定期間離れていたことで、抑うつ状態から回復したのだ」と見ることができます。

「新型うつ病」は適応障害

適応障害は、ストレス要因へのある種の恐怖症という考え方もできます。そこで職場での適応障害を「職場恐怖症」と言い換えてみればその実情が理解しやすいかもしれません。

高所恐怖症の人が高所でないところでは問題なく日常生活が送れているように、職場にいると恐怖を感じるけれども、職場から離れれば平気になるというのはむしろ当然の反応だとも言えます。

適応障害が増えているのかどうか、日本では正式な統計を取っていないためわかりませんが話題になりやすい病気であることは確かで、一時期「新型うつ病」「現代型うつ病」と呼ばれていたものが、おそらくは適応障害だろうといわれています。

新型うつ病は正式な病名ではない、いわゆるマスコミ用語ですが、この一つの特色として本物のうつ病のように一日中元気がないのではなく、職場ではうつ症状を示しながらも家に帰るとまあまあ元気、みたいなところが特徴とされていました。

この症状はうつ病というよりは診断基準上は適応障害ということになります。

そんな新型うつ病が一時期かなり騒がれたということからしても、適応障害の患者はそれなりの数がいるものと思われます。

新型うつ病という病名がメディアで話題になったということは、精神科外来に訪ねてくる患者さんに適応障害的な人が増えていたのでしょう。

新型うつ病については、「そんな病気はない」「単に怠けたり、サボったりしているだけだ」というような言い方をする人たちもかなりたくさんいましたし、精神科医の間でも、その存在に否定的な人もいましたが、現実問題として実際の診断基準上は適応障害ということになるでしょう。

適応障害の要因は人それぞれ

また、現状においてうつ病と診断されているものの中にもかなりの割合で適応障害が含まれているように思います。

うつ病のことを「心の風邪」ということもありますが、重度のうつ病となると社会生活もままならなくなるのですから、「風邪」というにはあまりにも重症です。一方の適応障害は対処をうまく行えばすんなり治ることもあります。しかし、こじらせてしまうと重度の抑うつ状態になりかねないということで、適応障害こそが「心の風邪」と呼ぶにふさわしいようにも思います。

うつ状態の自覚はあっても、自分が何にストレスを感じているかわからないこともあるでしょう。

会社へ行こうという時に倦怠感や気分の落ち込みなどを感じるものの、上司がとくに嫌なわけでもないし、仕事も嫌なわけではない。「会社の仕事を見るのも嫌だ」とか「上司の顔を見るのも嫌だ」というほどでもないけれど、何となく気が重くてその原因がわからない。

ストレス要因は環境の変化や人間関係の悪化、親しい人との離別や自身の健康問題などが原因となることが多いようです。しかし、その受け取り方は人それぞれで、他人から見れば些細なことであってもそれが大きな精神的負担になっていることもあり得ます。

社会生活を送るうえでストレス要因を完全に排除することは困難で、程度の差こそあれ、誰にでもストレスはあるものです。しかし、どの程度のストレス要因が適応障害を誘引するかには個人差があります。大きなストレッサーが生じても変わらずに社会生活を送る人もいれば、ちょっとした負荷で適応障害となる人もいます。

何がストレス要因となって、どのくらいのストレスを受けるのか――。それが適応障害を引き起こすのかどうかは、もともとの性格や考え方などが影響してきます。

症状としては、情緒が不安定になって普段とは異なる言動になったり、遅刻や無断欠勤を繰り返したりするなどいろいろですが、ストレス要因がない状況ではそれらの症状が改善されるのが適応障害の特徴です。

真面目な人ほど危うい

適応障害になりやすい人の特徴については後に詳述していきますが、基本的には自己評価の低い人が多いようです。

そういう意味でいうと深田恭子さんが適応障害になったのも、もしかしたら俳優としての自身の在り方への不安があったのかもしれません。

私も映画監督の経験があるので撮影現場のことはある程度わかるのですが、深田さんはテレビドラマへの出演が主体の俳優ですから、映画と比べると撮影現場が「段取り」通り進んでいくし、そうでないと間に合わないというところがあります。テレビドラマの場合、ハリウッド映画のように1年、2年とかけて撮影できません。それどころか2週間なら2週間以内に撮らないと放映に間に合わないというのが実情ですから、よほどの失敗をしない限り監督はOKを出します。かつての黒澤明のように「1シーンで20カット撮らなければOKは出さない」などという監督もいませんから、それなりの演技をしていれば、「恭子ちゃんいいねえ」で終わってしまう可能性が高いわけです。

しかしそうすると、深田さんもキャリアのある俳優ですから「自分では不満なのに」と感じることも多々あったのではないでしょうか。現状のドラマ撮影では「このぐらいの演技はしたい」という自分の要求水準と、実際に出来上がった作品のクオリティにずれが生じるわけです。

今挙げたようなことはもちろんまったくの推測ですが、適応障害になる一つのパターンとして例示してみました。

このように適応障害になる人は自分の要求水準が高く、それがゆえに自己評価は低くなってしまう傾向が見られます。周りからは「成績優秀で上司からの覚えもめでたい」といったように模範的存在だと目されたいのですが、要求水準が高いだけに、自分がそこまでのレベルに達していないと思い込み、気持ちが落ち込んでしまうケースがよく見られます。

この時に「仕事が好きかどうか」は難しいところで、深田さんも本心のところで俳優の仕事が好きだったのか嫌いだったのかはわかりません。「同じようなセクシー系の役ばかりやらされることを不本意に感じていた」とする報道もあって、そういう要素も当然あったでしょう。俳優としてキャリアを積んできているだけに、もっと深みのある役をやりたいという感情があったのかもしれません。

また、好きとか嫌いとかは関係なしに仕事熱心であったことには違いなく、適応障害によって体調が優れなくなってからも「休んで周りに迷惑をかけてはいけない」というような気持ちから仕事を続け、余計に症状を悪化させた可能性はあるでしょう。

仕事の好き嫌いよりも「自分がやらなければ他の人に迷惑がかかる」「周囲の期待に応えて頑張らないといけない」というような考え方をする人は適応障害になりやすいと言えます。

ほかにも「生真面目な性格で何事もきちんとやらないと気が済まない人」「他からの要求を断れない人」「他人に頼むよりも自分が抱え込むほうが気が楽だという

人」「他人に素直に頼ることができない人」、そして「職場では周囲の期待に応えないといけないと思っている人」は職場でプレッシャーを感じやすく、それがストレスとなって適応障害になってしまう危険性があります。

本当はやりたくないことでも他人には頼みづらくて自分で抱え込んでしまうのは、うつ病の人にも見られる傾向です。

雅子皇后も適応障害だった

1993年に当時の皇太子徳仁親王とご成婚されて以降、体調不良によって公務に支障をきたすことが度々あった現在の雅子皇后が、適応障害との診断を受けたのは皇太子妃時代の2004年7月のことでした。

その前年には帯状疱疹《たいじょうほうしん》を発症するなど明らかに体調不良の様子であったのに、それでも当時は今以上に精神障害に対する理解が乏しかったこともあって、一部メディアからは「公務をサボるための口実だ」などと批判を受けたりもしました。

確かに雅子皇后は、本心では公務が好きではなかったのかもしれません。けれども「好きになりたい」とか「好きでなければいけない」と思う気持ちがあるからこそ、適応障害になってしまうのです。

逆に、公務が嫌なら嫌で仕事として割り切ってできるような性格であれば適応障害にはなりにくいでしょう。

深田さんにしても、真摯に俳優業に取り組もうとした結果、適応障害につながった可能性はあります。

たとえばハリウッド映画の場合なら今の撮影方法は100％アフレコです。セリフなどはすべて後から入れますから録音パートからのNGがなくて、撮影中は演技の見栄えだけに専念していればいい。しかも大作では、その演技も最初にスタントによって見本版ができていて、俳優は本番でその通りになぞるだけのシステムになっています。そうであれば言われた通りの演技をすればいいだけですから、とくに責任を感じることもないでしょう。

しかし、日本の場合は役者さんにアドリブ力が要求され、しかもテレビの視聴率や映画の興行収入が低ければ企画制作側よりも俳優の責任とされてしまいます。

さらには記者会見などにおいてもいわゆる完璧な受け答えというか、人格的にも素晴らしい答えを要求されます。逆に不倫などのスキャンダルが発覚すれば徹底的に叩かれ、挙句にはその人格まで否定されるのですから、非常にストレスの溜まりやすい状況にあるのだろうと察せられます。

適応障害とうつ病の違い

適応障害とうつ病は、現れる症状は似ていて「適応障害が悪化してうつ病になる」というケースもありますが、基本的には「うつ病にいきなりなる人」と「まず適応障害になる人」とがいます。適応障害になる人もうつ病になる人もその思考パターンや性格特性というのは似ているのですが、この2つは生物学的なメカニズムがかなり違うであろうと考えられているのです。

うつ病においては脳内のセロトニンという神経伝達物質が減っていって、そのため神経がへたってしまうといわれています。これにより不眠や身体のだるさ、あとは食欲の減退といったうつ病特有の症状が現れます。

一方の適応障害は特定のストレスを受けている時にだけ調子が悪く、それ以外の時には通常の生活を送れることが多いため、うつ病のように脳内のセロトニンが減っているとは限りません。

うつ病というのは遺伝的要因がかなり強い病気と考えられていて、実際、統計上で、たとえば親が自殺しているとその子どももうつ病や自殺が多く見られる傾向にあります。

そのため適応障害の人とうつ病の人が同じストレス要因の下に置かれた場合には、その生物学的な脆弱性も異なってきます。

うつ病はこの30年ぐらいで生物学的な病気とみなされるようになり「セロトニン仮説」というものが有力視されるようになりました。

1990年代あたりからはSSRIという薬が処方されるようになり、これによって改善が見られることから「セロトニンが足りないとうつ病になる」という説が強まっていったのです。

SSRIは和名を「選択的セロトニン再取込阻害薬」といい、脳の神経細胞の結合部分であるシナプスから放出されたセロトニンが再度シナプスに取り込まれるのを阻害することによってシナプス内のセロトニン濃度が増えるという作用のある薬剤です。

ただしうつ病発症の要因とされるセロトニン仮説には2つの疑問点があります。

一つはSSRIの投与から症状が改善されるまでのタイムラグです。

SSRIを服用すると、そこから少なくとも30分から1時間のうちにシナプス内のセロトニン量がおおむね正常な状態に戻るのですが、薬を飲み始めてから効果が現れるまでにはだいたい2週間ぐらいかかります。つまりセロトニンの減少がうつ病の原因であればセロトニンの量が回復した時点で症状の改善がありそうなものですが、現実にはそうなっていないのです。

この現象についてはいろいろな仮説があるのですが、今一番有力な説とされているのは、縮んだ神経細胞が回復するまでにそれなりの時間を要するというものです。

セロトニンが足りなくなると神経栄養因子が減っていくために神経細胞が縮んでしまい、神経と神経の接合部分であるシナプスとシナプスの隙間が広がってしまいます。そこにセロトニンを足すことで神経栄養因子が増えると縮んだ神経細胞が復元されるのですが、この回復までにタイムラグが発生するというわけです。

うつ病において早期発見・早期治療が必要といわれるのはこのためで、神経細胞が本格的にボロボロになってしまうと薬を使ってもなかなか元の状態に戻らないのです。

セロトニン減少はうつ病の原因か？　結果か？

もう一つ考えられる仮説は「セロトニンの減少はうつ病の原因ではなく、結果である」というものです。

うつ病というのはセロトニンが減ることが原因なのか、それともうつ病になった結果としてセロトニンが減るのか、まだ本当のところがわかっていません。

たとえば、風邪をひいたときには体内でヒスタミンという物質が大量に生成されて、そのために鼻水が出たりします。また発熱物質も出てきます。そうすると鼻水、鼻づまりや発熱の症状となって現れますが、この時に発熱物質を解熱剤によって下げ、ヒスタミンを抗ヒスタミン剤で抑えるのがいわゆる総合感冒薬です。総合感冒薬は風邪のウイルスを殺しているわけではなく、ウイルスによって人体に現れた症状を抑えているのです。

風邪の治療においては抗ヒスタミン剤や解熱剤は使わないほうがいいという考え方も強くありますが、しかし実際の私たちの経験でいうと熱を下げて鼻水を止めれば食欲などが戻ってきますし、その結果として免疫機能が回復して風邪が治ることが多いわけです。つまりウイルスが風邪の原因であっても、結果であるところのヒスタミンや発熱物質をブロックすることで風邪が治るわけです。

それと同じように「うつ病はストレスによって発症するもので、その結果としてセロトニンが減るのだが、そのセロトニンを回復させることでうつ病が改善する」という考え方もあるというわけです。

つまり、うつ病が脳のバグであったとすれば、そのバグの結果としてセロトニンが減ってしまい、セロトニンが減ってくると不安感が強くなったり気分が落ち込んだりする。そこで対症療法としてＳＳＲＩによりセロトニンを増やすことで、その嫌な症状が治まってくるというメカニズムです。SSRIはうつ病の原因を治療する薬ではなく、風邪薬と同じように対症療法のための薬だという考え方です。セロトニンが戻ってくることによって気分が少し楽になるから脳のソフトの不調感が緩和されて、あとは自己治癒力でうつ病の症状が改善していくのかもしれません。

SSRIを服用してからうつ病が改善するまでにタイムラグが生じるのは、風邪薬を飲んでから風邪が治るまでに3日から1週間程度かかるのと同じで、セロトニンを戻すことによって少しずつ症状が和らいでくるためだというわけです。

この仮説を支持するもう一つの要因として、SSRIの服用をやめるとまた症状が悪化する例が多く見られるようになったこともあります。

薬をやめたことで再度うつ病が悪化するのは「うつ病が治り切っていないからだ」という説明が長い間なされていました。しかし、風邪をひいた状態がずっと続いていると抗ヒスタミン剤をやめた途端に鼻水が出るのと同じように、SSRIは根本的な原因を治療しているわけではなく、実際にはカウンセリングなどによって治療しないことにはうつ病は改善しないという結論がこの仮説からは導かれます。

また、セロトニンには依存性があるとも考えられ、セロトニンが足りない状態になると渇望感が起こるのではないかともいわれています。このようなことから最近ではSSRIを万能視する考え方が少しずつ弱まってきています。

適応障害と発達障害の違い

さらにもう一つの大きな問題として、若い人のうつ病にはあまりSSRIが効かないということもあります。

とくに10代まではほとんど服用する意味がなく、25歳ぐらいまでははっきりとした効果が見られないという研究がいくつかあります。またアメリカ食品医薬品局は「SSRIは24歳までのうつ病患者の自殺志向や自殺行動のリスクが、プラシーボ投与との比較で2倍に高まる」と発表しています。

「効果が見られないどころか自殺の危険性まで増える」リスクのある状況が「効果てきめん」というふうに逆転するのは40歳あたりで、本格的に効いてくるのは50代以降。70代、80代と年齢が上がるにつれて脳内のセロトニンは自然と減っていくため、それを主因とする高齢者のうつ病においては、ＳＳＲＩの効果はさらに高くなります。

適応障害は普通のうつ病と比べた時に、どちらかというと若年層がかかりやすい病気です。そしてセロトニン減少のような脳の〝システムの不具合〟よりは「物事に対する考え方」といった脳の〝ソフトの障害〟である可能性が高いわけですから、若ければ若いほど投薬治療よりもカウンセリングのような治療のほうが効くと考えられます。

10代未満の児童でも適応障害はあって、たとえば「急に幼稚園や小学校へ行くのを嫌がり出した」「それまで大丈夫だったのにある時から夜尿症になった」といった時には適応障害が疑われます。

外から見た症状は発達障害に似ているところもありますが、本人の内面の意識はまったくの別物です。

一般論からいえばＡＤＨＤ（注意欠如／多動症）で落ち着いていられないという場合も、自閉症スペクトラム障害（以前はアスペルガー障害と呼ばれていました）

で他者の気持ちが読めないことについても、当人はそのことをさほど気にしないわけです。ですから自閉症スペクトラム障害の子どもが場違いなことを言っていじめられっ子になる場合もあれば、逆に他者の気持ちがわからないまま自我を通すことでいじめっ子になることもあります。同じ自閉症スペクトラム障害の子どもであっても腕っぷしの強い子はいじめっ子になるし、体格に劣る子どもの場合はいじめられっ子になったりするのです。

それと比べた時に適応障害の子どもというのは、基本的に「自分が浮いている」「周りに上手に合わせられない」「スクールカーストの3軍にいる」というようなことに気がついていて、それを自覚しているために悩んでいるのです。

発達障害でも「自分がうまく合わせられていないなあ」ということを気にする子どももいますが、一般論からいうと発達障害の子のほうが無自覚に場違いなことを言うのは確かです。

こうした違いはカウンセリングで状況を聞いてみればすぐにわかることで、発達障害はその病名の通りに発達の障害ですから、精神年齢は若干未熟なことが多いものです。ところが適応障害になる子は周囲を気にしすぎていたりしますから、逆に実際の年齢よりも大人びていたりします。

このように適応障害と発達障害では当人の内面がまったく異なりますから、治療にあたっての対処の仕方も当然違ってきます。

精神疾患のカウンセリングにおける認知行動療法には考え方の変えやすい部分から変えていく認知療法と、行動を変える行動療法があって、発達障害系の人は行動療法によって行動面を変えていくほうが有効なことが多いとされています。その一方で適応障害の人に対しては認知療法によって「もっとサボっていいよ」「学校でいじめられているのなら休んでいいよ」といったような認知の変化を与えていかなければなりません。

表出する症状は似ていても対処法が異なりますから、もし自分の子どもが「適応障害か発達障害か」と疑われるような状況にあったならば早めに専門の精神科医による診療を受けるべきでしょう。

同僚が適応障害になった時には…

会社の同僚が、職場では極端に元気がなくなって退社後とのギャップが大きすぎるのであれば、適応障害が疑われます。

こうした時に、その相手に対してどのような態度を取るべきかという問題もあるでしょう。

その場合、腫れ物に触るように接するのは逆効果です。

適応障害の人は、本人としては「環境に適応しなければいけない」と思っていることがストレス要因となって発症するケースが多いわけですから、その人が職場に適応できるようになるきっかけをつくるためにも、まずは話を聞いてみるのがよいでしょう。

適応障害は職場でだけだるそうにしていて家に帰ると元気だったりするために、サボりとか単なる我がままのようにも思われがちです。しかし、その実態は真逆で、むしろ仕事に対して真面目で思い詰めてしまっている場合が多いのです。

ですから実際に話してみると「自分が会社で役に立っていない」「うまくいって

いない」などの悩みを抱えているケースは多く、そんな精神状態の人に話しかけることは悩みを解決する糸口になることもあるのです。

ただし話しかける場合には、「もっと楽に考えればいい」「休んだって構わない」などと相手の「怠けている」ように見える症状を肯定する方向性を心掛けなければいけません。「甘えるな」「もっと頑張れ」というようなことは本人が一番悩んでいる部分ですから、それを強調したのでは余計に状況が悪化しかねません。

新型コロナが適応障害を救った?

適応障害とうつ病は、一見するとその症状は似ていますし、適応障害は気づきにくいといえば気づきにくい病気ですが見分け方は難しいものではありません。

しかし、詳細は第四章に記しますが日本人の精神科医の多くが不勉強なために、適応障害に対してマスコミが「新型うつ病」などという名を付けた時、これに乗っかった精神科医がたくさんいました。つまり適応障害もうつ病の一種だと考えている医者が結構な数いるのです。

適応障害の人に対してうつ病のように投薬すると、セロトニンの増加によって一時は気分がよくなることもありますが、もともと脳機能に障害があるわけではないので根治に至ることは原則的にありません。

もし精神科医にかかろうというのであれば、この点に留意する必要があります。

2020年秋に『うっせぇわ』という楽曲がヒットしました。

優等生的にふるまうことを半ば常識のように強制されて、周りからもいろいろなくだらないことを言われることに対して「うっせぇわ」と毒づくことはむしろ当たり前のことだと言えるでしょう。

こうした歌が流行るのも当然なぐらいに今の日本の職場では人間関係や上司の顔色など、仕事以外に気を使わなければいけないことがたくさんあります。そしてそれを口に出して言えない人がいかに多いことか。

これでは適応障害的な人が多くなるのも当然のことです。

2020年春、新型コロナの流行によって全国的に徹底した自粛が行われた時に、私は自殺者が1万人程度増えるだろうと予想していました。自殺者数が3万人台だった時よりも当然景気は悪くなっているし、失業率も上昇している。精神科医的な視点からしても人間が外に出なくなり太陽光を浴びる時間が減少すると脳内のセロトニンが減るため、うつ病は確実に増えるはずで「新型コロナで死ぬ数よりも自殺の増える数のほうが多くなる」と予言をしていたのです。しかし、その予想はものの見事に外れてしまって自殺者は前年比で約1000人しか増えませんでした。

経済面からやむを得ず自殺を選んだ人が増加したであろうことや女性の自殺が増加したことを考えれば、むしろ精神的ストレスによって自殺した男性社会人は減少したとまで言えそうです。実際、男性の自殺は前年より減っています。

これはいったいどういうことなのかと考えた結果、一つの推論にたどり着きました。

自粛によっていわゆるテレワークが増えたことは、適応障害やその予備軍だった人たちにとって職場や上司というストレス要因から離れることになり、それがメンタルヘルス的にとてもよかったということだったのではないでしょうか。

もちろんテレワーク的な仕事が向かない人はテレワークによって適応障害になる

こともあります。しかし一般論として、日本の場合は仕事そのものよりも、人間関係や職場におけるプレッシャーをストレス要因として感じる人のほうが多いわけです。

テレワークによって自殺者が減るほどに、日本の職場が適応障害を誘発するストレス要因に満ちているのだと考えると空恐ろしい気持ちになります。

逆に言えばコロナ自粛において、メンタルヘルスのうえで唯一のメリットは適応障害の人たちが会社に行かなくても済むようになったことだったわけです。会社に行かないことによるストレスの低減が1万人の命を救ったのだと、冗談ではなく本気でそう思っています。

男女ともに苦労する日本

適応障害の人は自分が信用している人や、この人に頼ってもいいと思う人には頼れるけれども、そうではない人には頼れない傾向があります。

先に挙げた雅子皇后にしても、きわめてプライベートな空間においては当時の皇太子徳仁親王に頼ることができても、宮中の他の人たちには頼れなかったところがあったのではないでしょうか。

日本人の多くに見られる傾向として「あくまでも自力での解決を目指す」という面があるように思います。これは適応障害に陥りやすい考え方です。

介護なら介護のプロに任せたほうがいいし、掃除は掃除のプロに任せたほうがいい。法律問題は弁護士に任せたほうがいいに決まっているのに、お金を払ってプロに任せることを何か悪いことのように思っている。

お金があっても清掃会社に家の掃除を依頼しないという人は多いでしょう。そんなものはどんどん頼めばいいのです。自分でやろうというのであればまだしも「家事分担」で夫にやらせなければダメだ、と思い込んでいるようなご夫人もよく見かけます。

夫がしっかり稼いでいて日曜日ぐらい休みたいというのであれば、無理に家事を手伝わせるよりも、それはプロに任せて二人で遊びに出かけるほうがよほどメンタルヘルス的にもいいのですが、そのように考える人は日本では少数派のようです。

これに対してアメリカ人は「どちらが安いか」とコストパフォーマンス重視で考えます。アメリカの夫たちは、ある程度以上の収入がある場合、ヘルパーより時給が高いと思ったら家事は彼らに任せて自分ではしません。

逆にアメリカのエグゼクティブの人たちは、たとえば年収が1億ドルあって「俺もせっかく偉くなったことだし、お前の手料理が食べたいんだよ」「お前は俺にだけ尽くして仕事なんてしてほしくないんだ」みたいなことを妻に言うと、「あなたは性差別者だ」と訴えられて離婚されてしまうことさえあります。

いずれにせよアメリカの場合は夫にある程度以上の収入がある場合は、家事をしないからといって非難されることはないし、夫が家事をしないことが離婚理由になることはまずありません。

夫が家事をしたくないのならしなくていいし、妻が外に働きに出たいのならば家事をする人を雇えばいい。それよりも妻に家事を任せることによって外で働けなくすることのほうがよほど罪深いと考えられています。

これに比べて日本の男女同権の考えは男女両方ともが苦労しろという考え方です。

そうすると職場だけでなく家庭までもがストレス要因になってしまいます。職場も家庭もストレス要因に満ちていて気の休まる場がないということになれば、これは適応障害どころか、重度のうつ病にまでなりかねません。

第二章　こんな人は適応障害に要注意

ストレスチェック制度

従業員50人以上の職場で毎年一回、定期的に行うことが義務化されている「ストレスチェック制度」というものがあります。

2014年6月25日に公布された「労働安全衛生法の一部を改正する法律」において新たに創設されたもので、従業員のストレスチェック（心理的な負担の程度を把握するための検査）と、ストレスチェックの結果に基づいた医師による面接指導の実施などを事業者に対し義務付ける制度です。

ストレスチェックの実施者は専門の会社組織や産業医などとなります。

ストレスチェックを行う第一の目的は、従業員自身のストレスへの気づきを促し、自身のストレスの程度を把握することでメンタルヘルスの不調を未然に防止することにあります。体調が悪くなっていないか、眠れているかなどを問う内容で、ストレスによる悪影響が見られれば症状の軽いうちに産業医のカウンセリングや診察を受けてもらおうということです。

ストレスチェックの結果は、チェックを受けた従業員に直接通知されます。ここで高ストレス者として面接指導が必要と評価された当人から申し出があれば、医師による面接指導を行うことになります。この時に事業者は、面接指導を理由とした従業員の欠勤などを許可する義務があります。また、受診結果を理由とした解雇や不当な配属転換などの不利益な扱いをすることは法律上で禁止されています。

昔なら、このようなストレスチェックにしても健康診断にしても、従業員の診断結果はまず会社の人事部に回ってきて、会社からの指示で「この社員は点数が高いからちゃんと診療を受けさせせろ」ということになったのでしょうが、今はそういうことをするとプライベートの情報が会社に筒抜けになってしまうため、個人の診断結果は会社に教えないことになっています。

ストレスチェックの実施者は個人の結果を本人に伝えるのと同時に、事業者ごとに職場のストレスの状況を集計・分析。このデータを基にして事業者に対し職場環境の改善や働きやすい職場づくりのアドバイスをすることが、ストレスチェックの第二の目的となります。

ストレスチェックを試してみる

「職業性ストレス簡易調査票」と呼ばれるチェックリストには23項目、57項目、80項目の3種類があります。

57項目版は「仕事のストレス要因」「心身のストレス反応」「周囲のサポート」といった主に個人のストレス状態を調査するものになっていて、80項目版ではこれに「働きがい」や「ハラスメント」「上司のマネジメント」「人事評価」など職場全体の状況まで調査する内容が加えられています。23項目版は中小企業向けの簡易版です。

どの調査票を使用するかは事業者側が選択しますが、厚生労働省は57項目版の利用を推奨しています。

項目数がかなり多いために、これを受ける社員たちは「余計な仕事が増えた」と感じてしまうことも多いようですが、自身のストレス状態を把握するうえでは有益なものです。

健康診断をした時にGOPやGTPの数値が高ければ「身体がだるいのは肝臓の

せいだ」とわかるように、ストレスチェックの点数が悪ければ不調の原因がストレスにあることがわかります。

自身のストレス状態を把握して早めにカウンセリングなどを受けることで早期改善も見込めます。

しかし、ストレスチェックによって従業者のストレス状態を改善しようという国の方針がありながら、これを受ける従業員たちのストレスへの認識がまだ低いのは現代日本の一つの問題でしょう。

高ストレスなら精神科受診を

適応障害の疑いがある人と話していて「今、会社で嫌なことはありませんか」と聞いても「特別に嫌なことはありません」といった答えが返ってくることがよくあります。しかし続けて「では上司とはうまくいっているのですか」と聞くと「まあ完全にうまくいっているわけではないですけど……」などと、実際にはかなりの我慢をしているケースが多々あります。

「職業性ストレス簡易調査票（57項目版）」の一部

A　あなたの仕事についてうかがいます。
最もあてはまるものに○を付けてください。

		そうだ	まあそうだ	ややちがう	ちがう
1.	非常にたくさんの仕事をしなければならない	1	2	3	4
2.	時間内に仕事が処理しきれない	1	2	3	4
3.	一生懸命働かなければならない	1	2	3	4
4.	かなり注意を集中する必要がある	1	2	3	4
5.	高度の知識や技術が必要なむずかしい仕事だ	1	2	3	4
6.	勤務時間中はいつも仕事のことを考えていなければならない	1	2	3	4
7.	からだを大変よく使う仕事だ	1	2	3	4
8.	自分のペースで仕事ができる	1	2	3	4
9.	自分で仕事の順番・やり方を決めることができる	1	2	3	4
10.	職場の仕事の方針に自分の意見を反映できる	1	2	3	4
11.	自分の技能や知識を仕事で使うことが少ない	1	2	3	4
12.	私の部署内で意見のくい違いがある	1	2	3	4
13.	私の部署と他の部署とはうまが合わない	1	2	3	4
14.	私の職場の雰囲気は友好的である	1	2	3	4
15.	私の職場の作業環境（騒音、照明、温度、換気など）はよくない	1	2	3	4
16.	仕事の内容は自分にあっている	1	2	3	4
17.	働きがいのある仕事だ	1	2	3	4

B　最近1か月間のあなたの状態についてうかがいます。
最もあてはまるものに○を付けてください。

		ほとんどなかった	ときどきあった	しばしばあった	ほとんどいつもあった
1.	活気がわいてくる	1	2	3	4
2.	元気がいっぱいだ	1	2	3	4
3.	生き生きする	1	2	3	4
4.	怒りを感じる	1	2	3	4
5.	内心腹立たしい	1	2	3	4
6.	イライラしている	1	2	3	4
7.	ひどく疲れた	1	2	3	4
8.	へとへとだ	1	2	3	4
9.	だるい	1	2	3	4
10.	気がはりつめている	1	2	3	4
11.	不安だ	1	2	3	4
12.	落着かない	1	2	3	4

		ほとんどなかった	ときどきあった	しばしばあった	ほとんどいつもあった
13.	ゆううつだ	1	2	3	4
14.	何をするのも面倒だ	1	2	3	4
15.	物事に集中できない	1	2	3	4
16.	気分が晴れない	1	2	3	4
17.	仕事が手につかない	1	2	3	4
18.	悲しいと感じる	1	2	3	4
19.	めまいがする	1	2	3	4
20.	体のふしぶしが痛む	1	2	3	4
21.	頭が重かったり頭痛がする	1	2	3	4
22.	首筋や肩がこる	1	2	3	4
23.	腰が痛い	1	2	3	4
24.	目が疲れる	1	2	3	4
25.	動悸や息切れがする	1	2	3	4
26.	胃腸の具合が悪い	1	2	3	4
27.	食欲がない	1	2	3	4
28.	便秘や下痢をする	1	2	3	4
29.	よく眠れない	1	2	3	4

C　あなたの周りの方々についてうかがいます。
最もあてはまるものに○を付けてください。

		非常に	かなり	多少	全くない
次の人たちはどのくらい気軽に話ができますか？					
1.	上司	1	2	3	4
2.	職場の同僚	1	2	3	4
3.	配偶者、家族、友人等	1	2	3	4
あなたが困った時、次の人たちはどのくらい頼りになりますか？					
4.	上司	1	2	3	4
5.	職場の同僚	1	2	3	4
6.	配偶者、家族、友人等	1	2	3	4
あなたの個人的な問題を相談したら、次の人たちはどのくらいきいてくれますか？					
7.	上司	1	2	3	4
8.	職場の同僚	1	2	3	4
9.	配偶者、家族、友人等	1	2	3	4

D　満足度について

		満足	まあ満足	やや不満足	不満足
1.	仕事に満足だ	1	2	3	4
2.	家庭生活に満足だ	1	2	3	4

出典：厚生労働省

ストレスチェックで「高ストレス状態」と診断されても「なんでもないです」「こんなのは当たり前の状態です」という人はまったく珍しくありません。

ストレスチェックの結果はこれを受けた社員自身が知らされるのと、その実施会社が知っているだけです。

会社には社員全体の結果の平均値だけが示されて「おたくの会社はストレスの高い人がちょっと多いですよ」「会社の環境を改善したほうがいいのではないですか」といったアドバイスがなされます。このような実施会社から企業や個人に対して行われるさまざまなケアやアドバイスを「ＥＡＰ」といいます。エンプロイ・アシスタンス・プログラムの略称で、つまり「雇われている人をアシスタントするプログラム」ということです。

ＥＡＰ業務を行う産業医やそれを請け負う組織（通常は会社形態）は、個人を特定できるような情報を本人以外に知らせてはいけないと法的に決められています。

被験者にはＥＡＰを行う会社から具体的な結果が伝えられ、その点数次第で実施者が紹介する産業医や別の精神科医を受診するよう書面でアドバイスされます。

会社で行う通常の健康診断の場合、明らかに結果が悪ければ普通は自ら医者へ行くでしょう。それと同様にストレスチェックで悪い結果が出れば精神科の診療を受けるべきですが、自覚症状がないため「自分の気持ちがしっかりしていれば大丈夫」と専門医の診療を受けない人は多いようです。「受診したことが会社に知られると評価を下げられてしまう」など、ある意味で精神疾患に対する差別的な考えをする人もいるのですが、ストレスによる適応障害やうつ状態は「気持ちの問題」ではなく「(精神の)病」だと認識して、数値が悪ければきちんと診療を受けるべきです。

産業医は使い方次第では便利な職業です。「残業が多い」「ストレスが溜まる」という時に、これを産業医に相談して「別の部署ならもう少し楽になるんです」「ちょっと残業を減らすように会社に言ってもらえないですか?」などと伝えれば、多くの場合で医者はそのような診断書を作ってくれます。

この時に産業医によって出された診断書には法的な強制力があります。たとえば「あなたはしばらく休まないと抑うつ状態になりますよ」と産業医が診断結果として休業するように指示した場合、会社は断ってはいけないことになっています。

その時に人事がどのような査定をするかは会社によって異なるでしょうが、少なくとも、診断結果を理由に従業員が不利益を被ることがあってはならないと法律では決められています。ですから「不調だから休みたい」という時に産業医による診断はかなり使えるツールとなるでしょう。うつ病では目に見えて痩せてくるとか顔つきがゲッソリとしてくるなど外見の変化が見られるケースが多いため、会社側もうつ病と判断しやすいでしょう。しかし、適応障害の症状で「アイツは会社でだけサボるんですよ」という話になった時でも、産業医の診断書があれば「サボりではなくて適応障害ですよ」と言うことができます。

産業医やカウンセリングを利用するのは、あまり日本人にない発想ですが、このような考え方も時と場合によっては必要です。

「医者に診断書をもらってズル休みしやがって」などと言われたとしても、実際に「休職を要する」との診断書が出た時には、それを会社が断ってはいけないことが法的に決まっています。それによって退職を迫られたり勤務評定を下げられたりした時には労働基準監督署に訴え出れば（弁護士に依頼してもいいですし、労働基準監督署に直接出向いても電話やメールでも対応してもらえます）、会社側がとがめられることになるでしょう。

すべてを完璧にはこなせない

日本の教育においては、たとえば勉強のできる子に対して「スポーツもできなければダメだ」「勉強ができても嫌われ者はダメだから友だちと仲良くしなさい」などと、「すべてにおいて優良であることを求められる」といった傾向が強くあります。「なんでもできる」ことや「協調性がある」ことが「美徳」とされがちですが、こうした押し付けが、時に子どもたちにとっての負担になります。

今ではプロスポーツの選手でも、技能だけでなくコミュニケーション能力を求められるようで、昔のように周囲から「性格の悪さ」が噂されるような野球選手もほとんどいなくなりました。

〝400勝〟の金田正一さんは天上天下唯我独尊を絵に描いたような人で、他の投手が先発していて4回まで勝っていたら「俺がエースなんだからわかっているだろ」と5回から自分が登板して味方投手から勝ち星を奪っていったともいわれています。

それが今では誰もがみんな「いい人」であることを求められてしまう。

そして、適応障害になる人というのは「自分がいい人でなければいけない」との思いが強い傾向にあります。

「この仕事さえできていればいい」という時にも他のことまで気にしてしまう。職場でも家庭でもパーフェクトでなければいけないと思う人は、やはり適応障害やうつ病になりやすいでしょう。

職場ではパーフェクトで、上司の言うことも聞き、真面目に仕事もこなし、残業もする。職場ではそのような高ストレス状態であっても、家に帰れば「オレ、今日は疲れたよ」などと言えるのであれば、苦しいのは職場だけですから適応障害だと考えられます。

一方、うつ病になるといつも気持ちの休まることがなく、体調も常にすぐれない状態が続きます。

適応障害と診断された雅子皇后も、公務に際しては不調であっても、おそらくプライベートでは当時の皇太子と心休まる時間を過ごすことができていたのではないでしょうか。

深田恭子さんも適応障害と診断されたということは、やはりプライベートで信頼できるパートナーの存在があったのかもしれません。

大坂なおみさんの「うつ病」については、報道などからはどうにも判じ難い（前述のようにうつ病より適応障害の可能性がある）ところがあるのですが、それでもアメリカの場合は日本と比べて誰もが簡単に精神科へ行きますから、きっとそのような診断があったのだろうとは思います。

適応障害になりやすい思考パターン

日本において適応障害は一番予備軍の多い病気かもしれません。

「適応障害になりやすい人」という言い方が正しいのかどうかはわかりませんが、「なりやすい思考パターン」は確かにあります。

適応障害になりやすい人は、以下に挙げるような「なりやすい思考パターン」を持っている場合がほとんどで、いわゆる遺伝的な原因による病気ではありません。遺伝要因よりも、その人が受けてきた教育やしつけの影響のほうが大きいのです。治療にあたっては、「認知療法」によってそのような思考パターンを矯正していくことになります。

【二分割思考】

「二分割思考」は、適応障害になりやすい思考パターンのなかでもとくに代表的なもので、なんでも白黒はっきりつけようとする考え方のことを言います。

近年はとくに多くなっているようで「正しいか間違いか」「イエスかノーか」「敵か味方か」「善か悪か」というようにとにかく物事を単純化して決めつけてしまうのです。

曖昧な状態は不安で気持ちが悪く、どちらか一方に決めつけないではいられません。

しかしながら、世の中は簡単に白黒つけられないことばかりで、グレーゾーンのほうがずっと多いのです。どんなことであっても敵か味方かというのははっきりとわからないものです。「あいつとは30％ぐらい意見が合わないけど、70％は嫌いじゃないんだよな」などと、どこか曖昧でグレーな状態にあることのほうが普通ではないでしょうか。

「子どもを褒めて育てるか、叱って育てるか」というのは、どちらが正解とは言い切れない問題です。たとえば「褒めて成績が上がる子が70％で、叱って成績が上がる子が30％」というデータがあったとして、「70％だから褒めるのが正解だ」と決めつけてしまうのが、まさに二分割思考です。

現実には自分の子どもがその70％のほうなのか、それとも30％のほうなのかはわかりません。本当は30％の叱られて伸びるタイプだった時に「70％が正解」と褒め続ければかえってマイナスになるかもしれません。

「子どもは叱るよりも褒めるほうがいい」と白黒はっきりつけるほうが、自分自身は楽になるのでしょうが、他の可能性を考えず安易な答えに飛びついてしまうと、それが原因で子育てに失敗したり、ストレスを溜め込むことにもなるのです。

二分割思考は「即断即決」のように見えることから、これを優れた考え方のように思う人もいるでしょう。しかし即断即決と「しっかり考えたうえで白黒つける」のは別物です。

心理学には「白と黒の間にはグレーがある」「グレーにも、濃いグレーもあれば薄いグレーもある」と理解できるようになることが人間的な成熟であるとする考え方があり、これを「認知的成熟」といいます。

社会心理学者の岡本浩一氏は「曖昧な状況下や白か黒かはっきりしない状況になったときに、不安な気持ちが強くなって慌てて白か黒か決めようとする人は、知的な意味での成熟度が低いのだ」と言います。

これを「認知的複雑性」といい、複雑な状態をいかに我慢できるかが、人間の成熟度を計るものさしになります。大人になるというのは曖昧さに耐えられるようになることなのです。

二分割思考で「この本はほとんどダメだ、使えない」と思ってしまうとその本は読む価値がまったくないという結論になるでしょう。しかし「この本に書いてあることの80％は無駄だが、20％は参考になった」と考えた時には、「まあ、20％役に立つならいいか」と思えてくるものです。

よいか悪いかをはっきり決めてしまえば楽ですし、「よいところもあれば悪いところもある」などと言うと優柔不断と批判されることもあるでしょう。しかし「正解はこれだ」と決めつけてしまうと、そうでない状況が生じた時にストレスで苦しむことになります。

それ以上に悪いところがあっても、よいところもあれば自分や他人を許す姿勢が適応障害の予防になります。

【完璧主義】

「完璧主義」の思考パターンは「100点でなければ0点と同じで、意味がない」というものです。

完璧主義の人は、仕事においてもすべてに完璧を目指し、会議で出す書類作成一つにもいたずらに時間を費やしてしまいます。細かい部分に目が向いて欠点ばかりが気になります。

しかし、実際の世の中は「別に100点を取らなくてもいい」ことばかりです。受験でも100点満点をとる必要はなく、合格最低点を取れば合格できるのです。

あらゆる面で完璧ばかりを求めるようになると、これがストレス要因となって、適応障害やうつ病を引き起こすことにもなるのです。

【かくあるべし思考】

「かくあるべし」、つまり「こうでなければならない」という考え方が強すぎるのも、適応障害やうつ病になりやすいパターンです。

何事においても「~すべきである」「~しなければならない」といった考えに固執してしまうと「こんなこともあるかもしれない、あんなこともあるかもしれない」といった柔軟な考え方ができなくなります。そして自分の考えと異なることが起きた時にはやはり大きなストレスがかかってしまいます。

たとえば、「主婦なのだから、家事は全部私がやらなければいけない」と思い込んでしまうと、それができなかった時にはストレスを溜め込んでしまいます。

しかし「ほかにもたくさんの生き方がある」と考えられるようになれば、これが適応障害やうつ病の予防になることがわかっています。

「幸せになるにはこの道しかない」と思い込んでいる人よりも「こんな道もある、あんな道もある」といろんな道を探せる人のほうが、きっとストレス負荷の少ない人生を送ることができるでしょう。

「出世レースで負けた官僚が自殺した」というような話を聞くことがあります。

すると多くの人は「あの人は挫折を知らなかったから、ショックだったのだろう」と言いますが、これは挫折を知らなかったからではなく、正確には「挫折をしたあとの生き方を知らなかった」ということなのだと考えられます。「自分は官僚として出世するべきである」との考えに固執してしまったために、それ以外の生き方ができなかったというわけです。大学の先生にでもなればいい、テレビのコメンテーターにでもなればいい、外資に移って金を稼ごうなど、他の選択肢があれば自殺することにはならないはずです。

【過度な一般化】

「過度な一般化」とは「○○がそうだったから」と一部の事実だけを取り上げて、それを「いつも」「みんな」「絶対に」などと、広く一般化してしまうことを言います。

未成年による殺人事件が起きると「最近の子どもは、キレやすい」などと言い出すのはその顕著な例です。実際に警察庁の統計データを見ると、少年犯罪の人口あたりの件数は1980年頃をピークにして近年はむしろ減少しています。

また、東京でコロナの感染者が増えているからといって、一足飛びに「日本人全体が危ない」などと危機感を煽るのもおかしな話です。すでにコロナがおおむね収束している地域がいくつかあるからです（2021年7月時点）。

「プレゼンでミスをした。私はいつも大切な時に失敗するんだ」「同僚があいさつをしてくれなかった。みんな私を嫌っているに違いない」などと考えてしまうのも過度な一般化の例です。

【拡大視・縮小視】

仕事上のミスのような自分に都合の悪いことは過大に捉え、逆によくできていることを過小に考える「拡大視・縮小視」もまた適応障害を起こしやすい思考パターンです。

一度遅刻したぐらいで「会社にとって私はお荷物だ」と思い込み、いくら周囲が「たいしたミスではない」「あなたは普段から十分に活躍してくれているよ」と励ましても聞く耳を持たない――これは自分のミスを拡大視した例です。

仕事がうまくいっている時でも「こんな仕事は大した価値がない」と考えたり、難関資格を持っていても「こんな資格は誰にでも取れる」と思ってしまう――これは縮小視です。

このような考え方により自己評価をどんどん下げてしまうことで現実との間にストレスが生じた時に、適応障害になるのです。

【自己関連付け】

「自己関連付け」とは、自分とは関係があるとはいえない出来事までもすべて自分に関係があるものとして考えてしまうことを言います。

たとえば自分がかかわるプロジェクトでトラブルが発生した場合、その責任はまずプロジェクトのリーダーが負うものですし、細かく見ていけば決して誰か一人だけが悪いということではなく、さまざまな要因が絡み合ってうまくいかなかった場合がほとんどです。

ところが自己関連付けの気質が強い人は「自分がもっと頑張らなかったせいだ」「あの時こうしていればよかった」などと自分と結びつけ、それによって自分を追い詰めてしまいます。「責任感が強い」とも言えそうですが、実際には一種の自己満足（あるいはその裏返し）にすぎません。

逆に、皆で成功させたプロジェクトであっても自己関連付けの気質が強い人だと「これは自分の成果だ」と考えたりします。そのような身勝手なまでの前向きさは適応障害やうつ病と無縁のようにも思われますが、しかしこれは「自分が悪い」という思考パターンと表裏一体のものですから、一度失敗してしまうと一気に落ち込んでしまうことになりかねません。

【レッテル貼り】

勝ち組、負け組など、わかりやすいラベルを貼って物事を判断することを「レッテル貼り」と言います。他者に対してだけではなく「おれは落伍者だ」などと自分にレッテル貼りをして勝手に落ち込んでしまう人もいます。

レッテルにたいした根拠はありません。高年収が勝ち組で低年収が負け組だとレッテルを貼ったところで、そんなものは人間の特徴の一部を切り取り単純化したものにすぎません。

困るのは、一度貼ったレッテルはなかなか剝がせないことで、それは時に差別にもつながります。

森喜朗元首相が「女性は話が長い」と言ったのもレッテル貼りの一つの例で、あれを見ただけでもレッテル貼りがいかにバカバカしいかが、わかるのではないでしょうか。

【読心】

「読心」とは相手の心を決めつけてしまうことを言います。

ささいなことを根拠と考えて、「あいつは内心で私のことをバカにしている」などと勝手に思い込んでしまうのです。

とくにうつ状態の時は、「相手が自分に対してネガティブな感情を持っている」と思い込みがちで、そのため対人関係もうまくいかなくなってしまいます。

しかし本来、人の心というのは精神科医であっても見通せるものではありません。適応障害やうつ病に悩む患者に対しても、カウンセリングを行うたびに「こういう考えだろうか」「この人の本音はこうではないだろうか」と仮説と検証を繰り返し、ようやく「もしかするとこの人の悩みの原因はここにあるのかもしれない」というものが、おぼろげに見えてくる程度です。

それほど人の気持ちを読むのは難しいもので、根拠のない決めつけが事実を言い当てることなど、まずあり得ないと考えていいのです。

【情緒的理由付け】

「情緒的理由付け」とはその時の自分の感情に基づいて現実を判断してしまうことを言います。気持ちが落ち込んでいる時は「何をやってもうまくいかない」と悲観的な判断をし、気持ちが高揚している時には、「何でもうまくいく」と楽観的な見方をします。

バブル末期の日本において、ほとんどの経営者は「株価はまだまだ伸びる!」「地価は下がることはない」と楽観的な判断を下し、そのせいでバブル崩壊時により大きなダメージを負いました。これは感情が大きく現実の見方をゆがめた例です。

例示したような適応障害やうつ病になりやすい思考パターンの人に対して、精神科医やカウンセラーが「そんな考え方をしていたら落ち込むでしょう」「そんな考え方をしていたらさすがに仕事へ行くのが嫌になるよね」などと指摘して、少しずつ考え方を変えていくというのが認知療法の基本的な考え方です。

適応障害の自覚がない人でも、まずは「自分は適応障害になりやすい思考パターンに当てはまっていないか」「こういう完璧主義は危ないのか」「二分割思考はやめたほうがいいのか」と、自身を見直してみるとよいでしょう。

適応障害になりやすい精神文化の国

日本は適応障害に陥りやすい精神文化の国です。

伝統的に「かくあるべし思考」が強く、たとえば一度「マスクをしなければダメだ」という話になれば、みんながマスクをするようになります。

「マスクは苦しいよね」「本当にウイルス拡散防止の効果はあるの？」などと思っていても、周囲からの同調圧力によって「やはりマスクはしないといけない」と自身の考えは表に出すことができなくなる——このようなストレス要因が日常的にあふれているのですから、やはり適応障害を生みやすい文化だと言わざるを得ません。

ワクチン接種においても、2021年8月末現在、1000人以上の接種後の死者が出ているのに、打たない人間が感染源のようにいわれると、「ワクチン接種は死者たちの原因究明を待ってからにしたい」と言いづらくなります。現実に福岡では20代の看護師が拒否の意向を示していたのに職場の圧力で接種を行い、接種の4日後に急死しました。

かつてはドイツ人もクソ真面目な気質だといわれていました。1960年代にはフーベルトゥス・テレンバッハという有名な精神病理学者がドイツ人のうつ病になりやすい性格を「メランコリー親和性格」と名付け、問題視しました。テレンバッハ氏が来日した時には「ドイツ人と同様に日本人もうつ病になりやすい」と発言したものでした。

ところがその後ドイツは、柔軟な考え方をするように変化していきました。「ベルリンの壁崩壊」で西ドイツの民主主義と東ドイツの社会主義を融和させる必要に迫られ、その影響から新たな価値観を持つようになったのかもしれません。

しかし日本は今もなお「かくあるべし思考」というのが変わっていないように見

えます。

コロナ禍で見てもわかるように、「ウイルスは怖い」という認識がいったん広まってしまうと、そんな中で「インフルエンザ程度しか死んでいないじゃないか」などと言えばたちまち非難の集中砲火を浴びることになります。他国との比較データを提示してそれに基づいた発言であっても、「コロナはさざ波」と言えばたちまち役職を解かれてしまうことになるのです。

他国のようにマスクをしている人間としていない人間が、それぞれの意見を主張しながらケンカできる文化とは違い、日本は「マスクをしていない時点で相手にされない」という文化です。

統計数字による議論ができなくて、周囲の意見に合わせることのほうが正解だという同調圧力は、さまざまな場面においてストレスを生み出します。そんなストレス要因にあふれた社会が適応障害につながりやすい、ということだけは理解してほしいのです。

第三章　「適応障害」大国・ニッポン

コロナ禍で女性の自殺が増加

2020年の自殺者は総数としては前年から750人しか増加しなかったものの、そのなかで女性の自殺者は885人、前年比で15％ほど増えました（警察庁調べ）。自殺総数が大きく変わらなかった中で女性の自殺が増えたのです。その一方で男性の自殺者は135人とはいえ減っています。

女性の自殺が増えた理由の一つには、新型コロナの緊急事態宣言下での全国的な自粛によって、多くの女性たちが真っ先にパート切りなどをされたという経済的困窮もあったでしょう。

ただ精神医学的に見た時には、もともと女性のほうがうつ病になる人は多いのに、さらに自宅待機などによって女性のうつ症状が悪化するケースが多くなった結果として、自殺が増えたのだとも考えられます。

女性はいわゆる生理などによりホルモンの影響をものすごく受けるため、更年期にうつ病になる人や「産後うつ」になる人がもともとたくさんいました。

例年でも産後うつになる人はうつ病患者全体の1割ぐらいはいるのですが、コロナ禍においてはそれが４割程度にまで増えたといいます。

これは家に閉じこもる暮らしの影響が大きかったようで、太陽光に当たらない生活のせいでセロトニンが減ったことの影響もありますが、それ以外にも大きな理由が考えられます。女性は他者と長電話をしたり、井戸端会議をすることでメンタルヘルスを保つ場合が多いのです。しかし自粛によって、ママ友との昼食会といったストレス解消法がしづらくなり、これが適応障害やうつ病を引き起こし、さらに自殺へとつながったケースがあったのではないでしょうか。

もともと自殺者数は男性のほうが多く、これは職場や上司との人間関係に気を使う機会が多かったからだと考えられます。これがテレワークになったことでストレス要因がなくなり自殺は減った。女性も人間関係には悩みますが、それでも女性のほうが愚痴をこぼしやすいところはあります。「夫がこうだ」「姑がどうだ」ということを聞いてくれる友人などは多いのですが、それが今回のコロナ自粛で会食や会合ができなくなったことは、自殺増加の原因として大きかったように思います。

「ママ会は見栄の張り合いで大変だ」といった話もよく見聞きしますが、たとえそうであっても、一方ではメンタルヘルスに一役買っている部分は確かにあったのでしょう。

「他人に迷惑をかけたくない」日本人

新型コロナのワクチン接種が進んでもなお、みんながマスクを着用しなければいけない状況が続いています。日本では周りが要求するように生きなければいけないと考える人が多いためです。

インスタグラムなどＳＮＳで「いいね」を求める心理というのもこれに近いところがあるでしょう。自分が作った料理の写真などに対して、誰かから「いいね」と言われていないと不安になってしまう心理がそこにはあります。

このように日本人は、ものすごく不安に振り回されているわけですが、厄介なことに不安は意外と自覚できません。

今の新型コロナのマスク問題もそうですが、「他人にうつされるかも」「うつしてしまうかも」といった不安は、自分の生活や仕事を窮屈にし、それがストレス要因となって適応障害にもつながります。

それでも「他人に迷惑をかけてはいけない」という感覚が日本には蔓延しています。

タバコの受動喫煙などは一番いい例で、日本においては「他人に迷惑をかける人間」は陰に陽に断罪されます。

高齢者の乗用車の運転についても、実際に高齢者が死亡事故を起こすのは1万人に一人ぐらいの割合でしかありません。「それならば運転させてほしい」と免許返納を迫られる高齢者たちは思うでしょう。現実問題としても、高齢者が乗用車を運転しなくなると要介護になる確率が6年後には2倍以上に増えるという調査結果もあります。そうであれば高齢者は運転しているほうがいいという考え方もあるでしょう。ところが「1万人に一人の確率でも人を殺すことは許されない」「他人に迷惑をかけるだろう」と言われてしまいます。

このように日本人の行動規範においては「他人に迷惑をかけるかどうか」が非常に重く見られています。

「予期不安」が適応障害の原因に

本当にバカバカしい話なのですが「これを知らないとバカにされる」といった内容の「常識本」が今は書店にあふれています。本来、もし知らないことがあっても手元のスマホで調べればいいだけのことですが、多くの日本人が「知らないことがあるのは恥ずかしい」と思ってしまうのです。

私自身のことでいっても、以前に著した『感情的にならない本』という書籍は50万部売れたのですが、『不安に負けない～』『不安が軽くなる～』のようなタイトルの本は1万部程度しか売れませんでした。

つまり「感情的になって他人に迷惑をかける」ことを多くの人たちは問題だと考えているのです。そして多くの人にとって「他人に迷惑をかけない」ことは、「自分が不安に苦しむ」ことよりも重要だと考えているわけです。

他人に迷惑をかけてはいけないという意識がとても大きいために、「予期不安」が強くなりがちです。

予期不安とは精神医学で、「不安障害やパニック障害などを持つ人が、何らかのよくない物事が起きることを想像して不安感を覚える症状」を指す用語です。つまり精神状態に悪い影響を与える不安感のことで、とくに一度悪いことが起きた時と同じ状況において、予期不安を覚えることが多いといわれています。

「他人に迷惑をかけない」との気持ちが強いために「他人が自分のことをどう思っているか」を常に気にすることになり、その不安を解消したいと思う人が多いために『嫌われる勇気』というタイトルの本が売れることにもなります。

同書は自己啓発の源流ともいえる「アドラー心理学」の解説書です。ほかにもアドラー心理学関係の書籍はたくさんありますが、専門色が強く、そうそう売れるものではありませんでした。しかしこういうタイトルにすると売れるというのは、現実に嫌われる勇気はないものの、心のどこかではそれを求めているという心理の表れなのでしょう。

認知症になることを怖がる人が多いのも、その根本には「認知症になって他人に迷惑をかけたくない」という気持ちがあります。

しかし長年、高齢者医療に携わってきた経験からいえば、確かに認知症の人が他人に迷惑をかけることはありますが、それでも多くの認知症のご老人はニコニコと気ままにふるまっていてとても幸せそうなご様子。人間関係のしがらみに日々悩まされているよりも認知症のほうがよほどメンタルヘルスにはいいようにも思うのですが……。自分が主観的に幸せになっても人に迷惑をかけるという状態になるのは許されないということなのでしょう。

このような他人に迷惑をかけてはいけないという考えが日本人には強くあり、それが極度に進むと適応障害になるわけです。

「〜すべからず」よりも「〜すべし」

日本人は「仕事が遅れてはいけない」「上司に嫌われてはいけない」というような「〜すべからず」という考え方に偏りがちです。

巷間伝わる「健康法」にしても、その多くが「あれをするな」「これをしてはいけない」という「べからず論」です。

しかし、本当に健康になろうと思った時に大切なのは「あれをしろ」「これもしろ」

といったことのほうです。「椅子に座りっぱなしはいけない」よりも「運動をしろ」という「～すべし」の考え方のほうが、よほど健康促進につながります。

しかし、人気になる健康法は「座りっぱなしはいけない」という「べからず論」のように感じられます。

医者は心身の悪い部分を指摘することは得意ですが、人間を今よりもさらに健康にすることについてはほとんど学んでいません。そのため医者が語る健康法はだいたいが、つまらない。おそらく「おばあちゃんの知恵袋」のような民間療法ほどの効果も見込めないのではないでしょうか。

本来であれば「もっと自由に生きようよ」「もっとこういうことをしないと免疫力が落ちてがんになりますよ」といったことのほうが健康法としては正統でしょう。しかし、広まっていくのはそういった前向きなものではなく、「○○してはいけない」というたぐいのものばかりです。

どうも日本人は「今の状態よりもよくなる」ことにはあまり関心がなく、「今の状態よりも悪くならない」ことのほうを重視する性質があるようです。

政治経済でも「日本は30年もの間、成長しなかった」「今も低成長率のままである」といわれても、それを理由に「政権交代させよう」といった機運が一般の間で高まることはまずありません。

わずか3年間、民主党が政権を担ったことはありましたが、これも「日本をよりよくするため」というよりは「腐敗した自民党政権にNOを突きつける」との、きわめて後ろ向きな理由が大きかったように思います。

その民主党政権時代も今では「暗黒時代」のようにいわれていて、結局は自民安定政権に戻っています。実際は、民主党政権の頃はリーマンショックからの回復期ということもあり失業率は下がっていました。円高が進んだこともあって対ドル換算での成長率は高く、一人あたりのGDPも増加していました。しかしこれらの成果を肯定的に捉える意見は今となってはほとんど見られません。

日本人の意識にはある時期から「経済成長を目指してもっと上へ行こう」という発想がなくなって、「今よりも下がらなければいい」という後ろ向きな現状維持思考が強くなっています。

日常生活や仕事の場においても「損したくない」「迷惑をかけたくない」「嫌われたくない」というような精神性ばかりが目立ち、「自分が何をしたいか」という考え方はあまり見られません。

精神科医の視点から民主党政権の功績を考える

精神科医としての視点から民主党政権の功績を挙げれば、政権発足時に約3万5000人もいた自殺者を2万人程度まで減らした、自殺総合対策大綱を決めたことがあります。

前章で取り上げたストレスチェック制度の導入準備を進めたのも民主党です。民主党は労働組合を基盤とする政党でしたから、従業者をサポートする部分は自民党に比べても丁寧にやっていたのです。

私が今の自民党政権よりもマシだと思うのは、民主党政権が東日本大震災の後に一日たりとも国会を閉じなかった点です。

コロナ禍で緊急事態宣言の出ているなかでは、何が起こるかわからないですし、現在進行形で多くの会社が潰れています。こんな時に、何か事が起きればすぐに対応できるよう国会を開いておくのは当然のことでしょう。また、病床の確保から経済的支援まで、コロナ禍で助けを求める人も多く、緊急に決めなければいけない法律もたくさんあるのです。

今の立憲民主党が臨時国会の開会を主張することは決して間違っているとは思いません。国会を無理やり閉会させた自民党・菅義偉政権に不信任案を出したのも至極当然のことです。

「暗黒」といわれた民主党政権にもよい部分はあったのに、それでも支持が集まらないのは宣伝がヘタすぎるからです。

仮に私が立憲民主党の広報を担当するならば「私たちはずっと国会を開いていた」「こんな緊急事態下にあって国会を閉じる現政権に不信任案を出すことの何がいけないのか」と、新聞一面を使った意見広告を出していたでしょう。

そして正直に言うのです。

「民主党政権時代も自民党政権時代も政策実行は官僚がかじ取りを行っています」

「だから自民党でも立憲民主党でも政治の内容自体が大きく違うことはありません」「違うのは何かの際に迅速に対応できるよう国会を一年中開けることと情報公開です」「民主党政権時代が今よりもはるかに情報公開をしていたことは、森友学園問題の時の黒塗り資料を見ればわかるでしょう」「政策自体が同じであれば、情報公開があってちゃんと国会を開く政党がいいと思いませんか?」「安全保障も含めた政策は自民党とほとんど変わりませんが、国会開催と情報公開の2つは絶対に違います」「だから本当のことを知りたければ立憲民主党に投票を」……。

私としては別に今の立憲民主党を熱烈応援したいわけではありません。しかし、「自民党支持」で凝り固まるのではなく、別の角度からの見方も持っておくことは、適応障害をはじめとするさまざまな精神疾患を避ける意味でも大切なことなのです。

仕事も受験も「要領」が大事

このような日本人の特性を考えた時に、一般社会における適応障害予備軍は相当な数になることが予想されます。

「仕事が嫌だ」と思い始めた時、ちょっと会社を休んでみればメンタルヘルスへの効果が見込めますが、多くの人たちは「休んではいけない」と思い込んでいます。

昨今は従業員が有給休暇を消化しないと労働基準監督署からの指導を受けるため、「有給を取らせたい」と考える会社は増えていますが、それでもなお有給休暇を積極的に取ろうという人は少数派。「男性従業員の育児休暇などもってのほか」と考える人もまだまだ多そうです。

適応障害などを避ける意味でも、そのような仕事意識は変えたほうがよいでしょう。しかし、「休暇を積極的に取得する」と考える人は少ないようです。

以前に私の書いた『受験は要領』という本がかなり売れたので、その後何年か経ってから『仕事は〝要領〟!』という本を書いたところ、こちらはまったく売れませんでした。要領よく仕事をこなすことをある種の「罪」のように捉える考え方が、会社の経営陣にも一般従業員にもまだまだ根強く残っているのでしょう。

そんな会社組織とは逆に、これまでの「根性論」ではなく、「合理主義」「科学的トレーニング」などの「要領のよさ」を重視し始めたのがスポーツの世界です。

「スポーツは結果が第一」と考えた時に、「優れたパフォーマンスを発揮して勝利するために故障してはいけない」というのは自然な考え方です。そこでようやく「根性論ではダメだ」との考え方が広く浸透し始めました。ヒザを故障する危険性の高いうさぎ跳びなどはもってのほか、「水を飲ませない」などの昔ながらの根性論的練習も、今では徹底的に排除されます。

ところが今もなお根性論を重視しているのが、大学入試をはじめとする「受験」の世界です。

私が受験対策に取り組み始めてから40年ほどが経ちますが、いまだに勉強においては根性論が幅を利かせています。

「鉄緑会」という中高6年一貫の東京大学受験指導専門塾があります。ここは毎年、東大に300人以上を合格させて、そのうち最難関である理科三類については合格者数の4割を占めるという塾です。実は「鉄緑会」の立ち上げに私もかかわっていたのですが、考え方の違いからすぐに追い出されてしまいました。

「鉄緑会」のやり方は、私の言う「受験は要領」とは真逆の徹底したスパルタ教育です。

しかし、私の印象としては、鉄緑会出身者は東大には合格できても、ほとんどの人が自分の頭で考えるということをしません。上から言われたことをこなす能力は高いため、東大の理三に入ったあとは教授の後ろについて回っている。まるで働きアリの量産工場のようです。きっとそんな人たちが東大を出て忖度官僚になるのでしょう。逆に鉄緑会出身で起業した人は、ほとんど聞いたことがありません。

そんな鉄緑会のスパルタ教育の方針とは反対に、私が一貫して言っているのは「なるべく楽をして受かる方法を考えろ」ということです。受験勉強における「考「考える力」とは「目の前にある数学の難問を考える力」ではなく、「その問題ができなくてもどうやったら受かるかを考える力だ」ということを私はずっと主張してきました。

このような発想を持つことができれば適応障害になる危険性がずいぶんと減るでしょう。受験勉強をしていると「受験のストレスで人間がダメになる」「物を考えない人間になる」などと言われますが、しかしそれは根性で勉強をしているからです。鉄緑会の卒業生を見てもそのように感じます。「高校時代に甲子園で活躍したものの無理がたたって故障して、そこで野球人生を終えてしまう」といったパターンにも似ています。

和田式受験勉強法はズルいやり方だとよく批判を受けます。しかし、精神科医と受験指導を並行してやっていると、要領型のやり方のほうが、確実に将来のメンタルヘルスにとっていいことがわかります。自分のやり方は悪くなかったのだとつくづく思います。

「どうすれば仕事が楽になるか」を考える

「考える力を身につけろ」というのは受験だけでなく、仕事にも通じます。「どうしたら楽に仕事を済ませることができるかを考える力」です。

たとえば上司から「プレゼン資料を出せ」と言われた時に「完全なものにしなければいけない」と思う人は多いでしょう。しかし、そこで苦労をするよりは、出せと言われたのならとにかく出すことを優先したほうがいい。完璧なものに仕上げようと徹夜で取り組むよりも、しっかり睡眠を取って、不完全な状態でも構わずにとりあえず提出するのです。

それで上司から「こんなものではダメだ」と言われれば「どこを直したらいいのか教えてください」と言って、上司の意見を反映させたものを再度提出するほうが、上司の要求に沿ったものになるでしょう。

自分がいくら真剣に取り組んだとしても、それが相手の求めているものと違っているのはよくあることです。仕事とは相手の要求に応えることです。たとえばラーメン店を経営している場合、自分がうまいと思うラーメンを出しても、お客さんがそれをうまいと思うかどうかはわかりません。こだわりの一杯を提供するよりも、辛いラーメンを食べたいと求めている人には、唐辛子をぶち込んだ辛いラーメンを出したほうが喜ばれることもあるでしょう。

多くの人たちは仕事において「相手からお金をもらう」こと以外の余計なものを課題に乗せすぎではないでしょうか。お金をもらって働いているのだからお金をもらっている分の仕事をすればいい。常に100%の力で完璧な仕事を目指すのは、大学受験で常に満点狙いをして失敗してしまう受験生のようなものです。合格者の最低ラインが何点かと分析できていれば、そこを目指せばいい。東大も440点満点のうちの230点ぐらいを取れれば受かるのです。

仕事においても相手が納得する最低ラインが必ずありますから、その最低限のところをやっておけばいいという考え方をするのです。

ストレスから「逃げる」

生真面目な人が適応障害になった時に、自分のストレッサーがわからず、それが何かと思い悩むことでさらにストレスを増やしてしまうケースもあります。

そんな時には原因を究明することよりも「逃げる」という選択をしたほうが病状回復の効果が見込めます。職場で心身に不具合が起こるのならば、その原因が仕事内容なのか上司なのか、同僚との人間関係なのかと考えるよりも、まず休んでみればいいのです。

いじめられっ子で自殺をしてしまうような子は、いじめる相手が悪いのは確かですが、結局のところは「逃げる」という方法を知らないために最悪の手段を取ってしまう側面もほぼ確実に見られます。

最近の学校では「いじめをなくせ」と非常識なことを言って、学校では悪口禁止どころかニックネームまで禁止することもあるようです。

しかし、そんなルールを決めたところで悪口などへの免疫がないままでは、SNSのような誰も守ってくれない世界に出た途端にLINEいじめなどに遭い、自殺に至ってしまうかもしれません。

「いじめをなくす」と言って無理やり学校を無菌室のような状態にするよりも、いじめが起きた時の「救い」を用意しておくことが大切です。スクールカウンセラーを置くのも一つのやり方ですが、今のご時世に合わせるならば、いじめを受けて休んでも内申書の点数は引かれないこと、転校が自由にできるようになったことを教えること。そのような準備をしておけば、これがいじめられっ子にとっての希望にもなるでしょう。

電通の女性社員は上司の知識不足に殺された

以前に誘いを受けて、管理職向けに「メンタルヘルスをスマホで勉強できるという研修ソフト」を開発したことがありました。共同開発者の高橋祥友先生は日本における自殺研究の第一人者です。その当時は筑波大学の教授で、自殺に関する本を何冊も書いていらっしゃいます。

研修ソフトは、用途に合わせて30分バージョンから6時間バージョンまで作って売り出したのですが、どれもさっぱり売れませんでした。

しかしニーズがなかったからといって、これが不要なものだとは今も思っていません。むしろメンタルヘルスに関心を示さない企業の在り方こそが「甘い」と考えています。

たとえば居酒屋チェーンの和民が一時期すごく落ち目になったのは、従業員に自殺者が出たからでしょう。

そして、それよりももっと大きな騒動となったのが電通社員だった東大卒の女性が自殺した件です。この事件の概要を見てみると、確かに電通全体でも残業は多すぎたし、日頃から電通に恨みを持っていたマスコミがここぞとばかりに袋叩きにしたという側面もあったでしょう。

しかしそれを差し引いても、自社の社員を自殺という最悪の結末に追い込んでしまったのは企業側の重大なミスです。

そして、その女性が自殺に至ったのは、彼女のツイートを見る限りでは管理職である上司の無知によるところが大きいように思います。

彼女が部長から受けた言葉として「君の残業時間20時間は会社にとっての無駄」「会議中に眠そうな顔をするのは管理できていない」「髪がボサボサ、目が充血したまま出勤するな」「今の業務量でつらいのはキャパがなさすぎる」などとツイートしています。

これらのうちで「会議中に眠そうな顔をする」のはうつ病による不眠の症状が考えられます。「髪がボサボサ、目が充血したまま」は睡眠不足の影響もあったでしょうし、うつ病患者には身の回りのことに気を使えなくなる傾向もよく見られます。

このようなうつ病をうかがわせるサインがありながら、上司は「会社にとっての無駄」「キャパがなさすぎる」などと、追い込むように責めています。

これでは、あまりにも精神疾患に対する理解がなさすぎます。

こうした状態に対してはまずうつ病を疑わなければいけません。うつ病患者を「怠けている」などと責めれば病状悪化を招くことは、精神医学の常識です。

この上司が多少なりともうつ病についての知識を持っていたならば、彼女は少なくとも死んではいなかったはずです。


「ちょっと様子がおかしいぞ。ひょっとしたらうつ病かもしれないから精神科へ行ってこいよ」と声をかけていたならば、おそらく自殺は食い止めることができたでしょう。

もし私が電通のトップならば、その上司に対して「お前のせいで世間から猛バッシングを受けた」「もっとメンタルヘルスの勉強をしろ、それでも管理職なのか」と叱責したうえで、減俸や降格などの厳しい処分を下したことでしょう。

管理職に精神疾患の知識は必須

精神科医の立場からいえば、メンタルヘルスのことを知らないで自殺者を出してしまったのは犯罪にも近い、大企業にあるまじき蛮行です。

今回の本は適応障害の人やその予備軍の人たちに向けたものではありますが、企業の管理職の人たちにもぜひ読んでもらいたい。

適応障害は一時期、「新型うつ病」と呼ばれていたように、本物のうつ病とは違って家に帰ってからは元気だったりもします。そのために「うつ病ではないけれどもうつ症状が見られる」などといわれますが、だからといって「適応障害はうつ病よりも軽い病気」と考えるのは間違いです。

適応障害になった人の一番大きな問題として、自殺企図や自殺遂行の危険性がうつ病患者と同様に高くなると考えられているからです。

適応障害になる人は、もともと生真面目で自分に厳しく、また「かくあるべし思考」が強いために、多少つらくても「会社へ行かなければならない」と我慢して会社へ行く傾向が見られます。

「かくあるべし思考」が強い人が適応障害になると、本人の抱いている自分の理想の姿になることができない自分自身に対し「ダメな人間だ」「会社の邪魔になっている」などと悲観し、激しく落ち込んでしまいます。

適応障害の人は、プライベートでは比較的元気な場合が多いものの、会社へ行くと不調になる。だから自分のことを自分で責めてしまうし、自分が働きすぎだとは思っていないため、本当は過重なストレスに苦しんでいることに気づいていません。その結果、本人にサボるつもりはなくても、結果的に職場では不調になりサボった形になってしまう。そのような理想と現実のギャップに苦しんで自殺に至ってしまうことがあるのです。

うつ病のようにずっと不調が続くのはもちろん大変苦しいことですが、適応障害のように会社でだけ不調になるというのも普段とのギャップが大きく、また本人としては「なんとか会社でもうまくやりたい」という思いが強いだけに、これもまた苦しいものなのです。

適応障害型自殺に近いものに「9月1日症候群」があります。これは夏休みが終わって新学期の始まる9月1日の前後に、中高生の自殺が一番多くなることを指したものです。

夏休み中は元気に過ごしていても、いざ学校へ行くことを思うと人間関係があまりにつらい。そうして思い悩んだ末に適応障害を起こしてうつ症状となり、最悪の場合には自殺に至ってしまうというものです。

企業側に立ってみても、適応障害やうつ病の従業員には、会社を休んでもらったほうがいいに決まっています。

従業員の自殺となるとマスコミ関係にバレた時にはどのような内容で、どれほど叩かれるかわかりません。自殺者を出した企業には労働基準監督署が査察に入り、社内の労働環境を入念に調べられます。そうして改善指導を受け、以後は労基の監視対象とされることもあり得ます。

自殺者が出たことで周囲の社員に与える悪影響も大きい。

同僚の自殺は社員たちの士気を削ぐことになり、会社の生産性が大きく下がったりもします。最悪の場合は「アイツも死んだのだから」と自殺の連鎖が起こるおそれもあります。

そうしてみると、やはりメンタルヘルスを学ぶことは今の管理職にとって一つの重要な責務といえるでしょう。自殺者を出してしまえば人道的な責任はもちろんのこと、会社員としても大きく減点されることになります。これからの管理職にとって、適応障害やうつ病など精神疾患についての知識を得ることは必須条件と言えます。

「メンタルが強い」の真の意味

適応障害やうつ病になる人は自分に対する要求水準が高すぎるところがあります。ここで、「メンタルが強い」と評される2人のプロ野球選手の例を取り上げてみましょう。

イチローさんはNPB、MLBを通じて空前絶後の記録を残していますが、現役時代に全打席でヒットを打とうとは考えていなかったのではないでしょうか。毎打席ヒットを狙ってはいても、凡打になるたびに悔やむようなことはなかったはずです。トータルで考えて打率は3割後半なら上出来、できれば4割も目指したい、といった目標設定だったと思われます。凡打しても切り替えて次に臨む姿勢がなければ、きっと早い段階でメンタル的に潰れてしまったはずです。

大谷翔平選手も、三振を喫した時に「どうということはない」という顔をしているのが印象的です。大谷選手の場合、ホームランを第一に考えており、ある程度打率を犠牲にしても仕方がないと考えているのではないでしょうか。

そうしてみると「メンタルが強い」というのは、高い緊張状態に強いかどうかというだけではないようです。メンタルヘルスの観点からすると「自分の要求水準を適度に下げる」ことや、「苦しい時に泣き言を言える相手がいる」ことのほうが重要なのです。

高い緊張状態に耐え続けたり、苦しいことを我慢し続けることができたとしても、結果的にはメンタルを傷つけることになるだけです。

それよりは「負けてもいいいや」と思えるぐらいのほうが、メンタルは強いように思うのです。

長い人生を現役でいようと思うのならば、あまり高い目標を掲げるのではなく、適度な要求水準で満足しないことには難しいのです。

誰もが40代、50代となると少しずつ体力などの能力は落ちていきます。そうなった時に「若い者には負けられない」と意地を張るのではなく、「それでもいいや」と年相応の考えを持てない人は、適応障害やうつ病になりがちです。

日本社会に最適の年功序列と終身雇用

近年、年功序列や終身雇用などの日本古来のシステムが批判の的とされることが増えています。しかし、そのような世間の風潮に反して、私は年功序列や終身雇用をよいシステムだと捉えています。これがないことには社員たちがずっと競争によるストレス過多の状態に置かれてしまうからです。

年功序列や終身雇用は今の競争社会には向いていないといわれますが、メンタルヘルスの面から見ればかなり優れたシステムです。

かつての日本企業では多少の失敗をしてもすぐにクビにされることはない、社員たちにとって安心して働くことのできる場でした。昔はよく「今は頑張っておけ。年を取ったら楽になるのだから」などと言ってくれる上司がいて、実際にも企業と社員にはそのような信頼関係がありました。

実は年を取るほどセロトニンが減ってうつになりやすいことを考えても、年齢を重ねるほど楽になる年功序列でなければおかしいのです。また年を取るほど医療や教育にお金がかかる（これは年功序列が前提でそうなってきたのです）日本の国情を考えても、年功序列的な賃金体系でないとおかしい。それなのに年功序列や終身雇用を批判されて、「40代、50代の社員は報酬の割に働きと稼ぎが少ない」と言われても多くの日本人が怒らずに黙って聞いていることを不思議に思います。

従業員の多くは20代の頃に、安い給料で長時間残業をするなどの労働を強いられることが少なくありません。これは、仕事で会社にもたらした利益ほどには報酬がもらえないということですから、言い換えれば会社に金を貸しているようなものです。そうして若い頃に会社に貸していた報酬を、40代、50代になって返してもらうのは社員からすれば当然の権利でしょう。

そうしてみると、若い頃に会社へお金を貸していた従業員を高齢になってリストラするのは、会社による〝借金の踏み倒し〟行為に相当します。これで怒らないのはあまりにも人がよすぎます。

そして年功序列や終身雇用のシステムは、日本の企業文化のうえでも重要なポイントでした。

従業員が会社にお金を貸しているということは、その会社が潰れれば貸したお金が返ってこないわけですから、社員は所属する会社を自分のもののように考えるようになります。そのため、仕事の場でもプライベートでも、会社のブランドイメージを傷つけてダメにすることのないようにふるまいます。

昨今のように企業の不祥事が次々と明らかになり、さまざまなところで手抜きが発覚するのは、終身雇用の風潮が弱まるとともに従業員も会社のブランドイメージが傷つくことを気にしなくなってきたことがあるように思うのです。

かつて日本製品がクオリティの高さをいわれたのもこれと同様で、年功序列や終身雇用という考え方が自社製品の高品質化を支えてきたのではないでしょうか。

このような日本古来の会社システムが崩れつつあることと適応障害の間に、はっきりとした因果関係があるかどうかはわかりません。それでも今の競争社会を賞賛する風潮や、失敗したらいつでもクビを切られるという労働環境が、高ストレッサー状態であることに違いありません。

海外を真似ることの弊害

そして、日本の悪いところは、会社のシステムを競争社会型に変えようとしながら、そうした変化へのサポート体制が変わっていない点です。

アメリカ社会では、明白な競争社会ですから働きの悪い社員は簡単にクビを切られます。経営者も高い報酬を得られる一方で、結果が伴わなければ株主代表訴訟もあるという高ストレッサーの下にあります。しかしアメリカにおいては、そうした労働環境に対応するだけのメンタルヘルスのフォロー体制もあります。

ところが日本は、経営システムや従業員のシステムをアメリカ化しようとしながら、メンタルヘルスをフォローする体制はほとんど整えられていません。

「アメリカ型経営がいい」と言われればこれに傾倒し、「アメリカ的人事システムがいい」と言われればこれにもつき従う。それなのにアメリカ式の従業員をフォローするシステムは真似しないのでは、メンタルを病む人が増えてくるのは当たり前です。

ヨーロッパでは、会社をクビになっても十分に生活できるだけの社会保障システムがあります。

なかでも北欧がよい例です。フィンランドの世界的大企業だったノキアが落ち目になった時がありました。それでも社会保障がしっかりしているので、会社立て直しのために大量のクビ切りをすることができました。それで社会が混乱することもありません。充実した社会保障によって、クビ切りも転職も人々にとって大きなダメージとはなりにくいのです。

そしてノキアを退職した人たちはどんどんコンピュータソフトやＡＩ関連企業に転職し、それらのなかから世界的企業が生まれていくというようにトップ企業が入れ替わっています。

「もっと簡単にクビを切れるようにすればいい」というのも決して間違ってはいません。しかしそうであれば、背景にある保障システムもしっかりと整えなければ話がおかしなことになってしまいます。

なぜ日本で実力主義だけを先行させるというような偏った考え方がまかり通るのか。これはマスコミなどで意見を言う自称・評論家が、中途半端に2、3年アメリカにいたぐらいのことで社会の表層しか見ていないことが大きいでしょう。東海岸や西海岸のことしか知らずにアメリカ通ぶって半端な知識をひけらかすのは、評論家だけでなく企業から海外に派遣される人たちも同じです。

しかし、他国のことを羨ましがるのもいいのですが、もっときちんと全部を見てから物を言うべきだろうと言いたくなります。

私もアメリカ留学をしていますが、行った先は延々と牧場や小麦畑の風景が続くような田舎町のカンザス州で、しかも精神科医という職業柄もあり、アメリカで負け組といわれるようなうまくいっていない人たちのことをたくさん見てきました。アメリカの成功例だけを語っている人たちとは違った面にも触れてきたという自負はあります。

日本はなぜ衰退したのか

企業環境がサポート体制のないまま「アメリカ化」されていく今の日本で、適応障害が増えるのは仕方のないことだと思います。

日本人全体の特徴として、真面目な人が多いことも時代の変化に対応し切れない一因となっているでしょう。

ジャパン・アズ・ナンバーワンと称された頃のことを振り返ってみてください。あの頃は労働分配率が高くて、経営者の給料を低く抑えている代わりに従業員の給料がとても高い時代でした。

そして高い労働分配率に応じて消費者の要求水準も高かったことが、重要なポイントです。消費者の要求水準が高い国はよい物を作るのです。

技術力の高い国がよい物を作るわけではありません。近年、中国や韓国が伸びてきたのも技術の進歩以前に、消費者の要求水準が高くなってきたことが背景にあります。韓国製の家電品を見ると、今はスマホで外出先から動かせるのが当たり前になっています。

私がアメリカのカンザス州に留学していた頃は、アメリカの景気が最悪でした。カンザスというのは本当に田舎だったからわかるのですが、当時アメリカの一般庶民は「とにかく安ければ品質はどうでもいい」というところがありました。

その当時の日本では、テレビもビデオデッキも高品質のものは10万円、20万円の値段でしたが、アメリカの田舎町の人たちは、3世代ぐらい前の機種を200ドルほどで購入していました。

当時のアメリカは、庶民の要求水準が低いために技術の進歩もなく、景気は低迷したままという悪循環にあったのです。

アップル社のスティーブ・ジョブズ氏の祖国に対する一番の貢献はｉＰｈｏｎｅを作ったことよりも、アメリカ人たちの消費マインドを変えたことにあります。つまり、「安ければ何でもいい」という庶民の考えを「値段が高くてもよい物が欲しい」というマインドに変えたのがジョブズ氏だったのです。

こうして景気を回復したアメリカは、今でも貧富の格差は大きいものの、それでもカリフォルニア州の最低賃金は時給15ドルにまで上がっています。2020年度のアメリカの平均年収も、日本円にして700万円近くになっています。

一方の日本はこの30年ぐらいの間、まったく給与水準が上がっていません。平均年収も400万円程度で、アメリカとは雲泥の差となっています。

北京冬季五輪ボイコットの未来図

日本の右派の政治家や論客は、雑誌メディアなどで「2022年の北京冬季オリンピックをボイコットしろ」などと言います。

しかし日本の内需は低迷したままで、昔と違ってアメリカも日本製品を買ってくれなくなっています。もともとアメリカは日本製品の購入に積極的ではありませんでしたが、トランプ元大統領が「アメリカ・ファースト」を打ち出してから、その傾向がさらに強くなっています。この点についてはバイデン大統領も追随しています。

そうすると中国に日本製品を買ってもらわないことには、日本の産業は成り立たなくなります。そうした時に北京オリンピックをボイコットして、中国から「日本製品購入をボイコットする」と言われたら、どうするつもりなのでしょうか。

右派の人たちが「北京オリンピックをボイコットしろ」という時に、「その代わり、日本の内需拡大のため、世の会社員たちの給料を倍にしろ」と主張するのであれば私もこの意見を応援します。

しかし単にボイコットだけでは、本当に日本の国民や経済のことを考えているのかも疑わしい。日本で右翼を名乗るような人々は、どこからか（おそらく中国や韓国系のような気がしますが）カネをもらって「中国や韓国はダメな国だ」と宣伝することで日本を油断させようとしているスパイではないかとまで疑ってしまいます。

サービス業の低賃金化が適応障害を生む

日本企業のよかった時代、つまり家族経営といわれていた当時は、人間関係が濃くて、その意味では「ウザい」時代だったとも言えます。しかし同時に、社長や上司が従業員の私生活にまで配慮して、従業員の誕生日になるとケーキをプレゼントするなど面倒見のよい会社もたくさんありました。

しかし今はその面倒見のよさというのがなくなってきました。誰も面倒を見てくれないのに「会社で気を使わなければいけない」という文化だけは残ったままです。

今になって、かつての家族経営的なシステムを取り戻すことができないのであれば、そこで働く人たちが考え方を新たにしなければなりません。

今後は「会社は給料をもらうためだけのものだ」「給料の分だけしか働かないぞ」といった割り切った態度も必要となってくるでしょう。

最近話題になっていることに「カスハラ（カスタマー・ハラスメント）」の問題があります。日本では「チップももらっていないのにサービスなんてできませんよ」といった感覚がありません。アメリカならば、たとえば一つの席あたり50ドルずつ飲食したとして、4人なら200ドルの会計になり、その18%が「サービス料」としてウエイターやウエイトレスのものになります。つまり日本円にして4000円程度のチップの代償として、その分のサービスをするということです。こうしたチップ制度が浸透しているため、飲食代しか払わない場合にはまともなサービスは受けられません。それがアメリカの「当たり前」です。アメリカの常識では、日本のファミレスのように無料で水が出てきて、お代わりも持ってきてくれるというのはあり得ないことなのです。

ところが日本の場合、ウエイターやウエイトレスの給料はこの30年近くの間まったく上がっていないのに、顧客へのサービスだけは以前と同じものを要求されます。日本の低賃金労働者たちを救うためにもチップ制は導入すべきです。

元財務官僚で経済評論家の野口悠紀雄さんは「普通は第一次産業の国が第二次産業の国に変わっていくと平均年収が増え、第二次産業から第三次産業の国に変わればさらに年収が増える」と言っています。

日本も「第二次産業の国になって年収が増える」というところまでは高度成長期に経験してきました。しかしその後、第三次産業の国になってみると第二次産業であるトヨタ自動車の工員のほうが第三次産業の人たちよりもはるかに給料が高い状況になっています。

今の日本は労働人口の６割程度がサービス業の従事者で、第二次産業従事者は20％をいくらか超える程度です。このようないびつな社会構造からしても、国民が貧しくなるのは当然です。社会システムの理屈でいえばサービス業従事者が工場労働者よりも高い賃金を得るべきなのです。しかし日本ではトヨタのような超一流企業だけでなく、工事現場の作業員たちも、サービス業従事者よりも高い給料をもらっています。

つまり、日本人労働者の多くがそれだけ割に合わない労働をしているということです。

外国と比べて賃金水準が低いうえ、さらに仕事以外の「感情労働」までが要求されます。一般企業では上司への気遣いが要求され、サービス業では「お客様は神様です」的な対応を求められます。そのサービスに対する上乗せチャージはありません。それどころか「日本はチップなしでも『おもてなし』します」などと国を挙げての宣伝までする始末です。

社会全体が一般労働者にとって厳しい環境をつくっているのですから、労働者側も「上乗せ労働なんてもうしない」「どうせ働いた分の給料しかくれないじゃないか」と思えるぐらいの厚かましさが必要です。そうでなければ適応障害やうつ病になるのも当然でしょう。

そもそも、過酷な労働環境下ではパフォーマンスを上げることも難しくなります。「去年よりも売り上げ5％増しだ！」と目標を掲げられたところで、とてもそのような状況にはありません。日本の経営者たちがこのことに気づかないのも異常なことです。

フォード・モーター社の示した社会発展

アメリカの実業家ヘンリー・フォードは、ベルトコンベアを使って自動車の大量生産を始めて大衆車のT型フォードを製造した人として有名です。しかし、これだけでフォード・モーター社を世界的自動車メーカーに成長させたわけではありません。大量生産を行うのと同時に、従業員の給料を2倍から3倍に引き上げたことでアメリカ社会そのものに変革をもたらしました。フォード社が給料を上げれば他の企業も同様に給料を上げないことには労働者を確保できないため、アメリカ社会全体の給与水準が上がったのです。

そこでフォード社は大量生産による低コスト化で、従来の半分から3分の1にまで値下げした自動車を発売しました。

給料を上げ、値段を下げたことで自動車を買うことのできる人を一気に増やしたことがフォード社の成功の始まりだったのです。

16歳の頃から機械工として働いてきたフォード氏は正式に経済学を学んだわけではなく、ケインジアンでもありませんが、このような経済の法則に早い時点で気づいていたのです。

これと同様に、日本も高度成長期と並行して、池田勇人首相による「所得倍増計画」が実現した時代がありました。

実際問題として、従業者の賃金を上げる以上にレバレッジ効果の高いことはありません。トヨタもソニーもパナソニックも、売上高に対する人件費の割合はわずか1割程度です。給料を倍にしたところで、1割の人件費が2割程度になるだけです。

すべての企業が給料を倍に増やした時には、生産品を倍の値段で売っても売れるようになるでしょう。これが一番儲かるビジネスモデルなのですが、それをしないから日本の景気はよくなりません。

本来、経団連の仕事というのは「日本人の所得を倍増する」と経団連の全会員に命令して、強制的に日本の労働者全員の賃金大幅アップを実現することだと考えます。

しかし現実は逆で、経費を削減しようという時にはまずリストラや減給を行っています。そうやって賃金経費の3割程度を削減したところで、その効果はわずかなものです。人件費が売り上げの1割だとしたらわずか3%です。しかし実際に給料が3割下がったとしたら、庶民はいろいろな物がたとえ半額になっても買わなくなるでしょう。

広告費や交際費を削るなりしてそれを従業員の給料に回せばいいのです。そういうことになると電通などの広告代理店は広告費を削られては困りますから「広告費を使えば商品は売れる」と唱え続けることになります。しかし現実には、給料を増やさないことには経済など回るはずがないのです。

生産者よりも消費者を大切にすべき時代

日本の労働者たちの置かれている状況は、かつてとは比べ物にならないほど悪化しています。

ところが、日本においてはさらに大きな問題があります。

労働者の中核人材とされる35～49歳あたりの人々が受けてきた教育やしつけは20～40年ほど昔のものです。そのなかで身につけてきた「過去の常識や道徳」が、現代の社会状況にそぐわないケースが多々見られるようになってきたのです。

今でも「働かざる者食うべからず」といった発想は根強く残っています。そのような考えから、生活保護受給者を叩いたり、高齢者の切り捨てを言う人は珍しくありません。

しかし、現実の社会はそうした常識にそぐわないものになっています。元セブン・イレブン会長の鈴木敏文氏は、「1990年代以降は物余りの状態になっている」

と言いました。

つまり、生産が消費を上回ってしまっているのです。物余りの時代となれば、物を作る労働の価値は下がります。その一方で、生産をせずに消費だけすることは経済を回すうえで重要な役割になります。

たとえば、野菜が豊作となりすぎて出荷できずに畑で捨てられているニュース映像を見たことがあるでしょう。その時に、さらに働いて野菜を作ろうという人よりも、売れない野菜にお金を払って買ってくれる人が重宝される——大まかにいえば、それが今の日本の状況なのです。

このような状況にあってなお「生産性を上げろ」というのは、豊作貧乏を余計に悪くするようなものです。

アリとキリギリスの寓話にたとえるならば「夏に遊んでいたキリギリスが冬に飢え死にする」というのはまったく古臭い常識です。現代の消費不況は「アリは一生楽しみを知らずに死にました」「キリギリスは冬になっても大量に食べ物が余っていました」といった状態にあるのです。

それでも我々は、いまだに働かなくてお金をもらうことを悪徳のように考えがちです。ベーシックインカムの議論が出てきた時にも「誰もが一律にお金をもらえるなんておかしい」といった話になりがちです。

しかし本当の問題は、生産物が余っていて、消費が足りないところにあります。「だったら外国に買ってもらえばいい」といっても、大量に買ってくれる国となると中国ぐらいしかありません。そうすると「中国に物を買ってもらうために一生、中国の子分になるのか」といった話にもなってくるでしょう。むろんそれも一つの選択です。

ただ、それが嫌なら生産せずに消費だけしてくれる生活保護受給者や高齢者を消費者として大切にするのも重要な選択なのです。

「道徳」では未来に適応できない

今、親の介護をしている50代の人たちは、戦後民主主義教育を受けて育った人たちです。それなのに、親孝行や親の面倒を見ることへの義務感を強く持っているように見えます。「君に忠、親に孝」との儒教的精神が根強く残っていて、年老いた親を老人介護施設に入れるだけのお金があったとしても「面倒は自分が見なければならない」と考える人が多数派でしょう。

人間には「頭が固い」「古い」といわれても伝統的な考え方に固執するところがあり、そうするとなかなか世の中の変化についていけません。

そうしたことから私は常々、「道徳などは学校で教えてはいけない」と考えています。小学校で教わった道徳はその人の30年後、社会に出てからも影響してきます。しかし今から30年後のことを想像してみれば、ＡＩやロボットがなんでもやってくれる時代になっている可能性は高そうです。その時には「人間が働くことのほうが邪魔だ」ということにもなりかねません。そのような時代になってもなお戦前戦後の頃のような道徳観を持っていたのでは、それこそ生きづらさから精神を病んでしまうでしょう。

世の中が変わっていく時期には、自分が生まれ育ち、教育を受け、経験してきたことと違う形で世の中が進んでいきます。そのような新しい環境への適応が困難になったことから生じる既成観念と世の中とのギャップが、適応障害の要因となります。

ＡＩの進歩は、これまでの既成観念で適応することが難しい社会を導くことになるでしょう。そうなった時に「適応しなければいけない」と考えるのではなく、のらくらと時代に合わせていく柔軟性が必要となるはずです。

人が働かなくてもいい未来

「人間よりもＡＩ」ということで言えば、医者などはその最たるものです。画像診断と検査データから診断や治療の方針を決めようという時には、人間よりもＡＩにやらせたほうが、がんの見落としなどは確実に少なくなります。

それならば医者は余計なことをせず、ＡＩが出してきた診断にチェックを入れる係員に成り下がればいい。ベネフィットを考えればそれが一番いいのです。

ところがそうなった時にはきっと何かしらの理屈をひねり出し、「やっぱり人間がやらなければダメだ」などと言い出すのでしょう。

自動運転が実用化されるようになれば、理屈でいえば飲酒運転でも安全に移動できるようになるはずです。しかし、たぶん日本という国だけは「自動運転でも飲酒運転は危ない」と言い出すような気がします。

新型コロナのワクチンを打ち終わっても「マスクをしろ」と言い続けかねない国ですから、国民全体としてもきわめて「かくあるべし思考」が強く、我々が20年、30年前に習った道徳なるものがしっかりと染みついています。

そのような古い道徳や常識に縛られているために、本当に具合が悪くて会社を休む時にもまるで悪いことのように思ってしまい、適応障害やうつ病になってしまうのです。

政府や経団連はいまだに「人手不足」などと近視眼的な心配ばかりしています。しかし10年後や20年後、本格的にロボットの実用化が始まれば、むしろ働きたいのに働けない人間が大量に出ることが高い確率で予測されます。

ですから我々としては「人間はもう働かなくてもいいよ」という社会に移行するための心理的な準備をしておいたほうがよいのです。

働きたいのに働くことができず、ベーシックインカムを頼りにする人が増えてきた時のためには、「働けないことに対する欠損感」から生じる精神的な問題に対するメンタルヘルスについても考えておかなければいけません。少なくとも、生活保護受給者や年金生活者のような「働かない人を責める」という考え方は改めたほうがいいでしょう。そういう人に対しては「時代を先取りしていますね」と言えるような感覚でなければ、近い将来に訪れるであろう社会の変化に対応できなくなってしまいます。

古い常識が適応障害の要因に

ＡＩ技術の進化など将来的におおむねの予想がついていることであっても、日本という国は積極的に対応しようとしません。見て見ぬふりをする場面が多く見られます。

高齢者から運転免許を取り上げるなどは愚の骨頂です。自動運転の実現が見えてきた今になって、なぜそんなことをやろうとするのでしょう。そのようなことを言う人の頭はいったいどれほど古く凝り固まっているのでしょうか。「あと3年待てば自動運転になります」「ほとんどの車に安全補助装置が付きます」「誰でも安全に運転できます」といった宣伝をするべき時に「危ないから免許を取り上げる」というのです。

そうやって免許を取り上げたとして、自動運転が実現した時にはどうするつもりなのか。ちゃんと免許を返してくれるのかという問題もあります。「5年後には自動運転が浸透するから高齢者の運転の問題はしばらく目をつむっておいたほうがいい」「免許返納ではなく免許保留にしよう」といった将来を見据えたアイデアがなぜ出てこないのでしょうか。

適応障害という病気も、このような日本人の「クソ」が付くほどの真面目さや古くからの道徳観に起因するところが大きいように思います。

現実においては、労働法規が整備され、ストレスチェックのような仕組みもある程度は整えられてきました。社会の枠組み自体はいろいろな面において進歩しています。

それなのに自分の考えが古いばかりに、上司に気を使い、思うように仕事ができないことを悩む人がたくさんいます。自分で真面目だと思っていても、現状に即してみれば実は単に考えが古いだけかもしれません。

「自分は仕事ができない」と悩んでいても、実際には仕事ができない人が混ざっていたほうが、生産性が落ちて、かえって今の物余りの社会には適応しているかもしれないのです。

ＡＩの実用化が進み、「あなたは仕事をしないほうがいい」という人が大量に出てくれば、やはり適応障害のような病気は今以上に増えるでしょう。

自分はＡＩに勝てないとか、仕事にありつけないと思い悩むからです。

しかしＡＩにはどう考えても勝てるわけがないのです。その時に勝てないことを素直に認められないと、自分が苦しむだけのことになってしまいます。

ＡＩと競うのは自動車と駆けっこをするようなもので、そんな無駄なことはやめたほうがいい。それよりも今は「ＡＩの時代になった時にどうするか」と考えるほうがいいのです。

そうして無職になった時にも「働きたいのに働けないのだから」と堂々と国からの補助をもらうのです。ベーシックインカムにしても、何か施しを受けていると思うのではなく、「働きたい気持ちを我慢して働かないことによって得られる代償だ」と考えればいいのです。

第四章　精神医療現場が崩壊している

精神療法より薬物療法が上というヒエラルキー

現在、日本には国公立や私立、防衛医科大学も含めて82の医学部がありますが、精神科においてはそのほとんどの教授の座を薬物療法の研究を専門とする学者が占めています。

薬物療法の研究においては、動物実験によって薬物の治療効果などを調べます。そして、うつ病患者に対してSSRIなどの抗うつ剤を投与することで治療を目指すのが薬物療法になります。

これに対して精神療法というものがあります。かつて慶応大学の小此木啓吾先生は「精神療法とは治療者と患者間の精神的相互作用を通じて、患者の心身に何らかの治療的変化を起こす治療法」と定義しました。それぞれの精神科医によって定義の範囲は異なるところもあるのですが、カウンセリングや精神分析、認知行動療法などが精神療法に含まれます。

本書ではここまで「適応障害の治療にはカウンセリングや認知療法が効果的である」としてきました。しかしながら医学部の精神科では薬物療法系の教授が主流となっていて、カウンセリングなどを専門的に研究してきた精神療法を専門とする人が主任教授の大学は現在、ありません。

かつて東北大学の医学部精神科にいた佐藤光源教授は16年もの在任期間において、精神療法の研究者には誰一人として博士号を与えませんでした。当時、東北大学の医学部は東北6県すべての国立大学医学部の人事権を握っていました。そのため東北地方では精神療法を行う学者が排斥されることになりました。

この結果として東日本大震災の時にはトラウマの治療のできる中堅の精神科医が、東北地方にほとんどいなかったといいます。

カウンセリングなどの精神療法を研究する学者が排除される理由として、まず一つには論文の数で教授を選ぶ点が挙げられます。

論文の数となると、人間を対象とした臨床研究ではどうしても論文を書き上げるまでに時間を要します。何かしらの薬物を投与する時には副作用などリスクへの配慮をしなければならないためです。カウンセリングなどを用いた研究となると、薬物のようにすぐに反応が現れるものではないことから、さらに時間がかかります。

一方、動物が相手であれば副作用などは気にせずにどんどん薬物を試すことができますから、論文の大量生産が可能になります。

こうしたことから動物実験を主に行う学者ばかりが教授になっていくことが、1980年代に入った頃から増加しました。これは精神科に限らず医学部のあらゆる科目で見られる傾向です。

精神科における動物実験は、たとえば「ラットの脳にドーパミンを入れたらどうなるか」「それをブロックするにはどうすればいいのか」といった形の研究になります。つまり、薬物が動物の脳に与える影響とその反応を研究する学者たちが精神科の教授になっていったわけです。

その一方で、臨床研究を主として心の問題を考える精神療法系の学者は、淘汰されていくことになりました。

「嫉妬」する精神医学者たち

精神療法系の学者が排除されるもう一つの理由としては「嫉妬」もあるように思

います。

1960～80年代にかけてのフロイト研究で知られ、「モラトリアム人間」などの造語でも有名な小此木啓吾先生は、慶応大学医学部において万年「助教授」でした。小此木先生は助教授でしたが、その研究室は最大派閥となっていました。学生や研修医たちからすると、薬物の研究よりもカウンセリングのほうが面白いから、そちらを習いたいわけです。

そうするとやはりものすごく嫉妬されることになります。

薬物療法系の学者たちからするとそんな小此木先生が目障りで仕方なかったのでしょう。最終的には小此木先生も教授になりましたが、医学部の教授ではなく環境情報学部教授として湘南藤沢キャンパス（ＳＦＣ）に追い出されています。

雅子皇后の適応障害の治療にあたった大野裕先生も研修医たちからは非常に人気がありました。その研究実績からも慶応大学医学部の精神科の教授になるものと思われましたが、結局教授に選ばれたのは脳科学の研究者でした。そして大野先生は慶応大学医学部の主流から外されて、大学の保健管理センターの教授を経て、国立精神・神経医療研究センター認知行動療法センターの所長を歴任することになります。おそらくは「教授にしてやる代わりにここに行け」といったことだったのだと思われます。

私見をいえば、動物を相手にした薬物研究系の人たちは「精神科学者」を名乗っていながら、人の心がわからない度量の狭い人間なのです。そのため、自分たちと異なる手法の研究をしていて、自分たちよりも人気がある学者を認められなかったのでしょう。

気の毒なのは研修医たちで、医局に入ってカウンセリング的なことを学びたいと思ってもこれを教えてくれる先生がほとんどいないのです。この30年はずっとそのような傾向が続いています。

国立大よりも私立大が優れている理由

昔はそうではありませんでした。１９６０～70年代には精神分裂症（現在の統合失調症）に関する優れた研究を発表した京都大学の木村敏先生や、うつ病やトラウマなどの問題などに取り組んだ神戸大学の中井久夫先生、精神分析を応用した日本人の心の研究者だった東京大学の土居健郎先生のように、いわゆる薬物研究的ではない人たちが教授だった時代もあったのです。

医学部の教授会では物事が多数決で決められます。そのため動物実験ばかりやっている人間が教授会の多数派を占めるようになると、カウンセリングなど臨床での精神療法のできる人間は教授になれない構図が出来上がってしまったのです。

それでもまだ、私立大学の医学部であれば、力のある理事長が強権を発動して腕のいい学者をスカウトしてくることもあります。これが一番うまくいっているのが順天堂大学医学部です。同学部の天野篤教授は、日本大学医学部の出身で海外留学経験もありません。しかし腕のよさを買われて教授になると、現在の上皇陛下の狭心症冠動脈バイパス手術の執刀を担当し、順天堂医院の院長にまでなっています。

天野先生はテレビドラマの『医龍』や映画『チーム・バチスタの栄光』で監修を務めたり、自身もテレビ出演するなどメディア人気も高く、もし国立大学にいたならばきっと嫉妬の対象となって冷や飯を食わされていたでしょう。

多くの一般の人たちは「国立大学は私学に比べて腕のいい人間が集まっている」と勘違いしているかもしれません。しかし、実際には天野先生のように腕のいい学者が私大ではスカウトされ、その一方で、国立大学には動物実験ばかりしてきて人の心のわからないような学者の選挙で教授が選ばれているのです。

群馬大学の医療ミスは必然だった？

２０１０年から２０１４年にかけて、群馬大学医学部附属病院において腹腔鏡による肝臓切除手術で8人の患者さんが亡くなるという事件がありました。その後の調査によって開腹手術も含めた被害者は30人にも上ることがわかっています。

腹腔鏡手術というのは腹部に数カ所小さな穴を開けて、その切り口から細いカメラや手術器具を挿入して行う手術です。モニター画面に映し出された映像を見ながら臓器の切除や縫合まで行うもので、開腹手術のように腹部を大きく切り開くことがないために患者の体への負担が少ないとされています。

すでに大腸や胃ではポピュラーな手術になっていますが、肝臓の手術となると難度が高く、当時はまだ安全性が確立されていませんでした。

それなのに、この手術を担当した医師はまったく技量が伴っておらず、「腕試し」くらいの感覚でこれに臨んだのではないかともいわれています。

ちなみにこの件は『読売新聞』のスクープによって発覚したもので、それまで大学側は被害患者に手術の失敗について一切伝えていませんでした。それどころか手術前には、患者さんや家族の方に危険性の説明をすることもないまま、手術を受けさせようと誘導するような姿勢だったといわれています。

なお、この執刀医は事件発覚後に懲戒解雇処分を受けますが、その上司である教授は「自分は悪くない」と弁護士を立てて争う姿勢まで見せていたそうです。

私にはこれが「地方の大学でたまたま変な医者が起こした事件」だとは思えません。

精神科に限らず、動物実験ばかりをやってきた医師には、もはや「医は仁術なり」というような患者を思いやる精神性はないのです。そしてそんな医者たちが主流になってしまった国立大学医学部の附属病院で受診することは、きわめて危険な行為だとすら思います。

「私立よりも国立が優秀だ」という日本人の「偏見」も認知療法をしなければなりません。

「国立大学病院は偏差値の高い人たちが通うからいい病院」「私立はどうせ金持ちのバカ息子が入っているのだろう」と考える人も多そうですが、少なくとも教授に関しては私立のほうが何倍も優秀な人がいるのは確かです（医学部にはまずいませんが）。とはいえ、小此木先生や大野先生を追い出した慶応大学に限っては、その点で疑問もあるのですが……。

大学病院で「トラウマ」は根治できない

適応障害という病気は薬で治らない病気の一つです。

薬によっても多少は楽になります。気分が重い時に抗うつ剤を飲めば少し気分が楽になったり、精神安定剤を飲むと落ち着くことはあるでしょうが、それは第三章でも説明したように、根本的な治療とはなりません。

昨今いろいろな人が簡単に「トラウマ」という言葉を口にします。

トラウマとストレスというのは程度の違いによるもので、ストレスは「口うるさい上司がいる」だとか「会社の雰囲気が悪い」といったことがその要因となります。一方のトラウマは、ストレス要因よりも格段に強烈なレイプや集団暴行、虐待など、〝トラウマ的出来事〟に対する心理的な反応や精神に負った傷を言います。このトラウマ的出来事とは、ほとんどの人に心の傷を与えるレベルのストレッサーということになります。

トラウマはストレスよりもはるかにやっかいな問題で、もちろん薬で根治できるものではありません。

しかし、ストレスやトラウマに対して日本の精神医学界はあまりにも無力です。

本来であれば、臨床心理学に基づく知識や技術を習得している「臨床心理士」のカウンセリングが効果的です。臨床心理士たちは認知療法も精神分析も学んでいます。

臨床心理士は、公益財団法人日本臨床心理士資格認定協会が認定する公的資格です。ただし医学ではなく心理学にカテゴライズされるもので、医師のように保険診療や薬剤の処方はできません。

そのため臨床心理士によるカウンセリングは「健康保険が利かない」という問題があります。一方、保険診療の精神科医においては動物実験に基づいた薬物治療が主流となっています。

やっと国家資格の公認心理師という資格ができましたが、その社会的地位はほとんど以前のままです。

そのため虐待サバイバーや、レイプ被害によってトラウマを抱えてしまった人たちは臨床心理士による高額（とはいえ、1時間5000円くらいのところが多いですが）なカウンセリング治療に頼らざるを得ません。金銭負担のためにまともな治療を受けられないという人も多いでしょう。

これは日本の精神医学が薬物療法ばかりに偏りすぎたことのツケです。

医学部「面接試験」の愚

全国に82ある医学部は私立も公立もすべて入試試験で面接を行っています。東京大学理科三類では２００７年から２０１７年までの間、九州大学医学部も２０１９年までは面接を行っていませんでしたが、２０２０年以降はすべての大学で面接試験が導入されています。

ところが面接官のほうはというと、教授会で教授を選ぶ時にカウンセリングをやっている学者を嫉妬から落としてしまうような、あまり心が健全でない人たちが多いのです。

医学部の受験生たちはそんな人間から評価されなければいけないのです。

そもそも１回だけの短時間の面接で人間性を見抜けると思っていることからしても、偏った誇大妄想に支配されたパラノイア気質だと言えそうです。

そうしてみると、全国82の医学部の教授たちの少なくとも過半数は広義の意味においてパラノイアと言っていいくらいです。パラノイア集団にあっては「やっぱり１回の面接だけで人柄は見抜けませんよ」と反対意見を言う人間もいません。

短時間の面接のせいで、ペーパーテストの点数が足りているのに不合格にされてしまったら、そのせいで自殺する子が出てくるかもしれない――。そんな想像力の働く人間すらいないのが、現状の大学医学部の教授会という組織なのです。

新型コロナの騒動にしても「こんな自粛をやり続けていたら人間の精神に問題が起こるよ」「高齢者の運動機能や認知機能が衰えるよ」と反対意見を言う人間が医学部の中にはいないのです。もちろん内心では「コロナ自粛はおかしい」と思っているまともな医者もいるのでしょう。「テストの点が足りている受験生を面接試験で落とすのはおかしいんじゃないか」と考える医者もいるでしょう。「精神科の教授にはやはりカウンセリングができる人間も選ばなくてはいけない」と思っている医者もきっといるのだろうとは思います。

しかし、大学の教授会はそういう異なった意見を言えない場になっているのです。

わずかでも面接の成果といえそうなのは、自分たちが気に入らない受験者をすべて落としたことで学生運動がなくなったことぐらいでしょうか。

結局彼らは、教授回診する時に金魚の糞のようにくっついてくる人間や、助手として使いやすい人間を選んでいるだけです。きっとそのような人間性を見抜く能力だけは高いのでしょう。

慶応大学の医学部はかなり以前から入試面接を行っていましたが、その面接では「慶応大学と東京大学の両方に受かったらどちらへ行きますか」との質問があったそうです。そして、この質問に「東大です」と答えたら不合格にされたといいます。

しかし実際に慶応大と東大の両方に合格して「慶応のほうへ行きたい」と考える受験生はいったいどのくらいいるのでしょうか。

そんなことは慶応の面接担当者だって重々承知のはずです。それでもそんな質問をする面接官たちは「合格のためなら嘘をつける人間」を求めていたのかもしれません。「平気で嘘をつけるような人間であれば、我々がどんなに理不尽なことを言っても素直に従うだろう」という判断を彼らはしていたのではないでしょうか。

面接試験が不正・差別の温床に

先に取り上げた電通の女性社員の事件のように、日本という国は人が死なないことには社会の仕組みや人々の認識が変わらないところがあります。

そのため私としては、不謹慎ではありますがいっそのこと犠牲者が出ることで大学医学部の入試面接なるものがなくなってほしいとまで思っています。

2018年、東京医科大学において、文部科学省の局長が自分の子どもを入学試験で不正に合格させることの見返りに、同大学を私立大学支援事業の対象校に選定するという容疑の汚職事件が発覚しました。不正合格は「入試面接がよかったから点数を足して合格させる」という形で行われていました。

その一方で、「ペーパーテストの点数が足りていても面接で減点する」という行為も行われていて、東京医科大学では女性の受験者に対して一律に減点していたことが内部調査で明らかになりました。

さらにその後の厚生労働省の調査では昭和大学、神戸大学、岩手医科大学、金沢医科大学、福岡大学、順天堂大学、北里大学、日本大学、聖マリアンナ医科大学の9大学の医学部でも、不適切な得点調整を行っていたことが判明しています（大学名の記載は不正が発表された順）。

「点数は足りているけれどもこいつは医者に向かない」「女性は研究者に向かない」という差別的なことを、これらの大学の医学部教授たちは平気でやっていたのです。点数が足りなくて不合格になったのであれば、1年浪人して頑張ろうという気にもなるでしょう。しかし「お前は医者に向かない」と不合格にされるのでは夢も希望もありません。

今の医学部において身体に障がいのある生徒がほとんどいないところを見ても、面接がいかに恣意的に行われているかがうかがえます。彼らは「教えたくない生徒は合格させない」「助手として使いにくい人間はいらない」といった姿勢なのです。

ある受験生が面接で「著しく不良」とされた理由

腹腔鏡手術のミスで多くの被害者を出したと先に記した群馬大学が、根っから腐った大学なのだと思わされた一件があります。

2005年、当時55歳の女性がセンター試験と二次試験の合計点では合格者平均点（合格者最低点ではありません）を10点以上も上回りながら、面接で「著しく不良」とされて不合格にされてしまいました。女性が大学に問い合わせると、電話に出た担当者は「個人的見解」としながら「国立大学には育成した医師を社会に貢献させる使命がある。ほぼ10年の育成期間を考えた時、あなたの年齢が問題になる」と答えたといいます。

この件は裁判となり、原告の女性による「年齢による不当な差別があった」との主張は退けられました。

入試要項に「著しく不良のものがある場合は不合格もありうる」との記載があり、また差別については「証拠不十分」と判断されたのです。この考えのない裁判官による判決が、それ以降の面接による不当な差別の温床になったと言っていいでしょう。

この裁判では大学側が面接時の詳細を開示しなかったため、あくまでも私なりの判断になりますが、この女性が最初に電話で言われた「年齢が問題になる」というのは大学側の本心だったように思います。

大学側の勝手な理屈で受験生の夢を奪ったのであれば、それは決して許されることではありません。

通常、企業の採用面接であれば一次、二次、最終面接というように何回も行うでしょう。それをわずか1回の面接ですべてを判断しようというのは、とてもまともな試験とは思えません。

さらに言えば、企業の場合は面接担当者の採用者責任が問われるわけです。ところが医学部においては、この10〜20年の間に千葉大学、京都大学、慶応大学などで学生たちによる集団レイプ事件が起きているにもかかわらず、採用者責任が問われたとは聞いたことがありません。

蛇足ですが、群馬大学のこの入試差別は50代では研究ができないと考えた可能性が十分にあります。これを大きく報じられた時点で、群馬大学は臨床軽視で研究重視だと気づかなければいけないと私は考えます。

一方で、亡くなった30人の患者さんは新幹線ならば1時間で行ける東京の病院で診てもらうこともできたわけですから、群馬大学を選んだ患者さんの側の情報不足にも問題があると思います。

患者さんの情報レベルが低いことがわかると、大学病院の先生方のなかには、「訴えられないだろうから、何をしてもいい」と思うような人がいくらでもいるのです。実際、その30人の群馬大学病院の患者さんは最後の一人まで、誰一人として医者の説明に疑問を持たなかったのです。

私は群馬大学の30人殺しの医者は例外的存在ではなく、氷山の一角だと疑っています。

カウンセリングでは儲からない

適応障害などを一生懸命に診察し、カウンセリングや認知療法を実施している先生も、もちろんいます。

しかし、その先生方にも時間の問題があります。ほかにまともな精神科医がいないために、あまりにも多くの患者さんが集まってしまえば、臨床心理士を雇って対応しても結果的には有効なカウンセリングができなくなってしまいます。

こうしたこともあり日本の多くの精神科医にとって、カウンセリングは金銭的に割に合わないものとなっています。

大学の精神科の教授が薬物療法の研究者であってもカウンセリングを学ぶセミナーなどはありますから、全体の数%ではありますが、認知療法や精神分析などの精神療法を学んでいる医者もいます。

ところが実際にそれらを習ったとして、現場でどう活かすのかとなった時に、日本の場合、通院での1回のカウンセリングで保険の点数は30分以上60分未満で400点。30分未満で330点とされています（1点は10円に相当する）。

再診料や処方料などで合計5000円程度の金額を保険＋患者さんから取れたとして、5分診療なら1時間で10人を診察して時給5万円程度にはなります。

時給5万円と聞くと大層な金額のように感じるかもしれません。確かにそれぐらいであれば十分な利益を出すことも可能でしょう。しかし、これが30分診療となると1時間に2人しか診療できません。30分以上と30分未満の点数は70点しか違いませんから、30分診療を2人なら時給1万を少し上回る程度です。時給1万円となると1日フルで働いても10万円程度の売り上げですから、週に1～2日休むとして、ここから家賃を払って看護師を雇ってとなると手元にはあまり残りません。都内の一等地で開業していたならば、とても「おいしい」といえるような仕事ではありません。

つまり、丁寧にカウンセリングや認知療法を行うために患者さんの話をゆっくり聞くことは、金銭面でまったく割に合わないのです。

地方で家賃がものすごく安いところであれば、時給1万円でもやっていけるかもしれません。ですが、地方ほどそのような精神療法を学ぶ場がありませんし、精神療法のできる医師の数も少なくなります。

ちなみに精神科でのカウンセリングなどの診療については、医療機関において病気と診断されたうえで、治療に医師が必要と認めた場合に限り保険適用となります。

保険適用については基本的に医師による診療に限られており、臨床心理士によるカウンセリングは「思春期児童の精神疾患に対して医師との共同で診療にあたる」など、一部のケースでしか保険適用とはなりません。

精神疾患の患者が野放しに

日本においては保険診療があまりにスタンダードになりすぎているため、患者さんのほうも医療費に自腹を切る発想が希薄になっています。美容エステで2万円を使う人はいても、自由診療のカウンセリングに2万円を払うとなると、もったいないと感じる人はきっと多いでしょう。このようなことも日本で精神医療が一般に広がらないことの理由です。

しかし、仮に適応障害になってしまい、会社へ行けなくなれば、年収の600万円なり1000万円なりを失いかねないわけです。精神科医の立場から言わせてもらうと同じ2万円なら美容エステよりもカウンセリングのほうが価値はあるように思います。

そのような意識を多くの国民に持ってもらえれば、カウンセリングを行う精神科の開業医も増えるでしょうし、社会全体に広がりつつある予備軍も含めた精神病患者を減らすことにもなるでしょう。

週1回、50分の治療で2万円とすれば月額で8万円です。もちろんこれはかなりの高額ですが、たとえば年収1000万円程度の人からすると「飲み食いをちょっと我慢しよう」「エステを我慢しよう」と捻出できない金額ではないでしょう。年収1000万円を守ることを考えれば、コストパフォーマンスでも割に合うように思います。

そうはいっても、やはり日本人はどこかで「医療行為にお金を払うのはもったいない」と考えているようです。

このような医療側の問題もあって、今の日本においては適応障害やそれに類する精神疾患が野放しにされているような状況となっています。

私自身のことで言っても週一回、自費診療の精神疾患に関するクリニックを行っていますが、やはりあまり流行りません。現在、自費診療でも患者さんが絶えないのはアンチエイジングや男性ホルモン治療といったものばかりです。

私はカウンセリングのほうをはるかに深く勉強していて、アメリカに3年間の留学をしていますし、今でも（コロナ以降は中断していますが）3カ月に1回程度、アメリカでスーパービジョン（カウンセリングにおける診断・面接の能力を上げるための指導）も受けています。留学で3000万円程度は使っていますから、カウンセリングの勉強としては通算で1億円程度の投資をしているはずです。

それでも流行らないのですから、やはり精神科医の仕事は「割に合わない」としか言いようがありません。

医者や学者の言うことを妄信

今回の新型コロナに関連して感じたのは、「日本人は政府や学者に言われるがまま、我慢させられることに慣れているのだろう」ということでした。

「コロナ自粛をしろ」「マスクをつけろ」と言われれば、他国では暴動が起こったりしていましたが、日本においては医者や学者の言うことを妄信してこれらに従う人がほとんどでした。

これはたとえば病院で高血圧と診断されて「高血圧だから好きなお酒もやめて、食事も塩分の少ない味気ないものにしてください」「血圧を正常に下げるための薬をこれだけ飲んでください」と医者に命じられ、その言いつけを守って、食べたいものも食べない、お酒も飲まないということに似ています。

しかし実際には、身体にとって高い血圧が必要だから高血圧になっている部分もあるのです。

高齢者医療に携わってきた時の経験からしても、高血圧の人は血圧が高めの時のほうが頭はシャキッとして健康そうに見えたものでした。逆に血圧が下がってくると少しぼんやりした様子なのです。医者が「血圧を下げろ」と言うことは、そのぼんやりした状態を「死ぬまで我慢して続けろ」ということと同じなのです。

そのようなどこか理不尽なことであっても、医者から言われれば素直に従うことが日本人の習い性になっているために、新型コロナの自粛要請にも唯々諾々と従ってしまうところがあるのではないでしょうか。

血圧の薬を飲んだら何年長く生きられるのか。仮に薬を飲まなければ80歳で死ぬところを、薬を飲むことで85歳まで生きられたとします。その時に、今あなたが55歳なら、あとの30年間をかなりの我慢をしながら暮らすことを強いられます。それは素晴らしい人生と言えるのでしょうか。

しかも「5年長生きできる」というのは確率論にすぎず、確実にそうなるものでもありません。そもそも、後述するように日本人を対象にした血圧の薬を飲んだ時と飲まない時の予後の大規模調査は行われていないため、日本人に関しては血圧と寿命の相関関係すらわかっていないのです。

しかし、今の大半の日本人は、医者からそう言われればコロナ自粛もするし、血圧も下げようと努めます。私はこのような風潮を「あまりにも医者を信用しすぎではないか」と危惧しているのです。

医者に死生観をコントロールされている

子育てが終わってある程度の社会的責任を果たした時に、そこからさらに長生きをしたいという人もいれば、多少寿命は短くなっても好きなものを食べて好きなお酒を飲むほうがいいという選択をする人もいたはずです。

しかし、日本人の死生観はいつのまにか「長生き至上主義」になりました。

しかもその「長生き至上主義」は、「何か悪いところがあったら薬を使って治せ」

「今は悪くなくても予防のためにこの薬を飲め」と医者のコントロール下に置かれたものです。

もし「生きたいように生きる」と考える人がいたとしても、今度はその家族が「お医者さんの言うことを聞きなさい」と言ってくるでしょう。

しかしこれは「言うことを聞くほうが無難だから」ということでしかなく、そこに自分自身の考えや哲学はほとんどありません。

タバコにしてもそうです。タバコを吸っている人に「やめろ」というのは今では当たり前のことになっています。もちろん吸いたくないタバコを吸わせる必要はないし、受動喫煙の問題は考えなければいけません。しかし本人が部屋で「うまいなあ」と吸っている分には構わないはずです。それなのに家族のほとんどは「その考えは間違っている」「吸ったら大変だ」「少しでも長生きしてほしいからやめてほしい」と言うでしょう。

そのような「少しでも長生きしてほしい」という日本の死生観は、医療の普及とともに生じたものです。

健康診断の結果を奥さんに見せれば、食べるものも生活習慣も変えられて、血圧や血糖値も毎日、家でチェックされます。

50代後半にもなれば、医者から言われた通りに「これは血液をサラサラにする薬、これはコレステロールを下げる薬、これは血圧を下げる薬」と、何種類もの薬を毎日飲んでいる人は珍しくありません。

こうした日常の生活態度は、人間本来の主観的な幸せよりも検査データのほうが優先されている点でコロナ自粛と似ています。

長寿は「医者のおかげ」ではない

日本人と欧米人では疾病構造も食生活も違っていますが、「健康」の問題においては日本独自のエビデンスがほとんどありません。

日本の医者たちは欧米のデータをそのまま持ってくることはしても、日本で大規模調査を行い、その比較検証をすることがほとんどないからです。

日本の医学界は、欧米での大規模調査や動物実験の結果や発表された論文だけを見て、これを日本人に押し付けることを戦後ずっと続けてきました。

戦前の日本は平均寿命50歳にも満たない国でした。それが国民皆保険などの効果もあって世界最長寿国になったわけですが、日本人の多くがそれを全部医者のおかげだと思い込んでいる節があります。

長い間貧乏で医者にかかれなかった国が、医者にかかれるようになったことで、医者に対する信頼は高いのですが、実際に調べてみると長寿国となったのは必ずしも医者の力だけではありません。

1950年代初頭には結核が減って日本人が長生きできるようになり、平均寿命は60歳程度まで一気に上がりました。その時に「ストレプトマイシン」という抗生物質ができたおかげで日本人は結核で死ななくなった」と皆信じ込まされています。しかし、ストレプトマイシンは結核にかかった時の治療薬ですから、発病者（つまり結核にかかる人）が減ったこととは別の話です。

ではBCGワクチンの効果だったのかというと、国民がBCGの接種を始めたのは1950年代からなので、すでにその前に結核患者は減っていました。

では結核患者の減少の原因は何だったのか。衛生環境が良化したこともあるでしょうが、それ以上に米軍が脱脂粉乳を配給したことが大きかったように思います。それまで日本人は動物性たんぱく質をあまり摂っていませんでした。それが脱脂粉乳によって動物性たんぱく質を摂取したことで免疫機能が飛躍的に向上して、これが結核の発症を抑えることになったと考えられるのです。

そうして結核罹患者が減ると、１９５０年代の初めには脳卒中が死因のトップになりました。

しかしその後、脳卒中も減っていきます。これについても「医学界が先導して減塩運動を進めて、国民全体の血圧上昇を抑えたからだ」と考えている人は多いようです。

そのため、今も多くの医者は血圧を低下させる薬をどんどん処方しています。

しかしこれも怪しい話です。どうやら１９５０年代には、血圧が１４０を超えた程度で脳の血管が破れるケースが多々あったようで、そうすると脳卒中が多かったのも、結局はたんぱく質不足によるものだったと推定できます。つまり、脳卒中が死因のトップでなくなったのも日本人が動物性たんぱく質を多く摂るようになり血管が強くなったからだというわけです。たんぱく質の入っていない血管はゴムのないタイヤのようなものなのです。

そのように考えた時、どうやら日本人が長生きできるようになったのは医者のおかげというよりも、食生活の欧米化により栄養事情がよくなったことが理由のようなのです。

ところが、今度は逆に「肉やタマゴを食べすぎてはいけない」などと、欧米化してきた食生活が目の敵にされ始めます。

食の欧米化が進んでいるといっても日本人は、欧米人に比べれば、肉も魚もバランスよく食べています。アメリカ人が1980年代に肉を減らせと言った時には1日300グラムの肉を食べていましたが、日本人はその頃に70グラム程度しか食べていませんでした。それでも医者たちが肉を減らせと言ったのは「欧米型の食生活によって欧米人の生活習慣病が増えた」というデータをそのまま日本に持ち込んできて、日本人の現状を調べることもせずに「欧米食は悪い」と言い出しただけのことなのです。

そうしてみると、「医者のおかげで日本人が長寿になった」というのがいかに怪しいか、そして日本の医者がいかにいい加減であるかがわかるでしょう。

「人間」を診なくなった医者たち

おそらく1980年代あたりから日本の医学界は変質してきました。それはアメリカの猿真似で「臓器別診療」、つまり医療の過度な専門分化が主流になったことの影響だろうと考えます。

私が医学教育を受けた1980年代前半あたりには「内科診断学」といって「人間全体を診る」ことをみっちりやらされましたが、今は臓器別診療に代わってきました。

そのため、「一つの臓器のスペシャリストとなって、悪い臓器をよくすることこそが高度な医療なのだ」との考えを持つ医師が増えてきたように見受けられます。

そして、今回のコロナの問題においては、感染症学者が暴走したわけです。彼らは「ウイルス感染を防ぐには人流を断つことこそが正しい」と言い、確かに人の接触をゼロにすればウイルス感染はなくなりますが、この時に自宅に閉じこもることによって起こる筋力低下やメンタルの問題、その他の病気の危険性などは一切顧みようとしませんでした。

「臓器別診療による弊害」は、ほかにもいろいろと見受けられます。

アメリカでは心筋梗塞など心臓病が多いことから、循環器内科の医者が医学界のトップに立つことが多いのですが、日本でもアメリカを真似て、循環器内科の医者が強くなってきました。

彼らは「心臓病を防ぐためにコレステロールを下げろ」と言います。確かにコレステロールは循環器にとって悪玉です。しかしその一方で生命の源のようなところがあって、コレステロールには免疫力を上げる効果がありますし、うつ病の予防においてもコレステロール値が高いことのメリットがあるのです。

しかし循環器系の医者たちにはそうしたメリットとデメリットのトータルで考えようという姿勢が見られません。近年「善玉コレステロール」といった言葉も聞かれるようになりましたが、この「善玉」というのも「悪玉コレステロールを減らす」という意味でいわれていることがほとんどです。この時にコレステロール自体のメリットに言及することはまずありません。

さらに言えば、コロナ問題で感染症学者に逆らう医者がいないように、医学界で循環器内科の医者に逆らうような医者は大学医学部にはほぼいません。

現実よりも動物実験が正しい？

医学の世界では臓器別診療を基盤とする「臓器別モデル」や動物実験に基づいた「生物モデル」が当たり前になってきて、「それだけではまずいのではないか」「もっと人間全体を見るべきなのではないか」といった考え方はどんどん希薄になってきました。

人がどれだけ長生きするか、どうすれば幸福に生きることができるかということを見ようとせずに「動物実験の結果のほうが正しい」と信じている人たちが非常に多いのが現在の日本の医学界なのです。

これは本書のテーマである適応障害の治療改善という観点からすると、真逆といってもいいような状況です。

適応障害はたいていのケースでカウンセリングや認知療法をきちんとやらないことには改善は見込めません。

しかし、現在の精神科で主流となっているのは動物実験を基にした薬物療法を研究してきた人たちです。そんな精神科医に処方された薬を飲めばいくらか楽にはなります。それで「ほら、この薬は効果があるでしょう?」と言われれば、患者さんはそれに納得してしまいます。

しかし、薬剤でごまかしたところで本質的な改善にはつながりません。薬を飲めば、つらいながらも会社に行けるようになるかもしれませんが、認知療法やカウンセリングのように「根本からつらくなくなる」ことは望めないのです。

カネで転ぶ医学部教授たち

2013年、ノバルティス社の高血圧治療薬「ディオバン(一般名バルサルタン)」

の市販後臨床研究の論文において、同社子会社ノバルティス・ファーマの社員が身分を隠して関与していたことが発覚しました。大学による独立した研究であるはずが、これを開発した製薬会社が自社に有利になるようなデータのねつ造に関与していたとして厚生労働省は同社を薬事法違反の疑いで告発しました。

ノバルティス社はスイスに本拠地を置く世界最大規模の製薬会社です。従業員数は約12万人。日本法人だけで３４００名もの社員がいます。その製薬会社と日本の医学界が不正な癒着をしていたのです。

なおこの件においては、「ディオバン」という薬自体に欠陥があったわけではありません。ディオバンの発想自体はかなり優れたもので、血圧を下げることにより心筋梗塞のリスクを減らすと同時に、血管障害など他の病気のリスクも下げることを狙って開発された薬だったのです。

では何が問題となったのかというと、この薬を何年間か飲み続けた時に長期的に効果があることを証明するために行われた、日本での臨床試験です。

欧米ではすでに臨床試験において長期的な効果が確認されていました。そのためノバルティス社としてもディオバンに自信があったのでしょう。日本では珍しい大規模な調査が行われることになりました。

ところが日本人に対しての臨床試験ではノバルティス社が想定していたような結果が得られなかったのです。

科学者であれば、しかも大学の看板を背負っての調査であれば悪い結果が出たとしても堂々と公表するのが筋でしょう。ところがこの実験にかかわった京都府立医科大学、東京慈恵会医科大学、滋賀医科大学、千葉大学、名古屋大学の5つの大学は、ディオバンの効果に関するデータを改ざんしたのです。

余談ですが、現在日本の多くの医療現場においては、この時のデータ改ざんにかかわったとされる現東大教授が編集した『今日の治療指針』という本を基に、自分の臓器のことしかよく知らない治療者が、他の病気の治療を行っています。

ノバルティス社はこの研究に関与した5つの大学の主任研究者の研究室に、総額11億3290万円もの寄付をしていました。そして改ざんデータを基にセールスをしたのです。その結果、2012年のディオバンの日本国内の売上額は約1000

億円にも上ったといいます。

カネでエビデンスは作れる

日本においてはすでに外国で認可されている薬でも、日本国内で一応の治験を行い、然るべきデータに基づいて認可される制度になっています。

欧米では情報公開が原則であるため、治験に関しては日本の何倍も厳しい監視とルールが課せられています。外国の製薬会社はデータ改ざんに関して高いリテラシーがあるのです。

それなのに、日本の大学の医学部教授に対してはデータを改ざんするよう依頼したというのです。これは海外の製薬会社が「日本の医者はお金で動く」と見ている証拠にほかなりません。

アメリカの医者は、私が見ても気の毒なくらいに、真面目にエビデンスを集めます。これは日本のような国民皆保険制度がなく民間医療保険が中心の国だからです。

庶民の診療は民間の保険によってまかなわれますが、民間の保険会社としてはできれば医療費を払いたくありません。そのため医者に対して常に厳しい目を向けることになります。だからアメリカの医者はいい加減なことができないのです。

民間保険会社は契約者一人ひとりの治療において、担当医に逐一確認の電話をかけてきて「あなたはなぜ、あの患者にこの薬を使ったのか。治療効果の根拠を示せ」と迫ります。この時にエビデンスを示して保険会社を説得できなければ医療費を支払ってもらえませんから、医者は必死になるのです。これに比べると、日本の医学界のエビデンスに対する意識はかなり希薄です。

ノバルティス社の一件で露呈したのは、日本の医学界の腐敗そのものです。その後、武田薬品工業でも「ブロプレス」という降圧剤で似たようなデータねつ造問題が発覚しました。つまり、日本の医学界においては「カネさえあればエビデンスは作れる」ということが常態となっているのです。

欧米のデータが正しいとは限らない

なぜディオバンが日本では思ったような効果を出すことができなかったのかにつ

いても触れておきます。

一つの薬の臨床研究において、日本と欧米で大きく結果に差が出るのは珍しいことではありません。日本と欧米ではそもそも食生活も生活習慣も違いすぎますから、欧米人に対して効果が確認されている薬が日本人には効果がないのはよくあることです。だからこそ、国内でのきちんとした治験が必要とされるわけです。

有名な例では、「メバロチン」（一般名プラバスタチンナトリウム）という薬がそうでした。この薬は血液中のコレステロール値を低下させ、血中脂質状態を改善するとともに心筋梗塞を減らす効果のあることがアメリカでは認められていました。ところが日本ではメバロチンを使ってもさほど心筋梗塞の発生率は減りませんでした。日本人は欧米に比べてそもそも心筋梗塞になる人が少ないので、コレステロール値の高い人にメバロチンを投与しても欧米と同じような効果が現れなかったのです。

日本人はOECD諸国のなかでは心筋梗塞になるリスクがかなり少なく、アメリカやイギリスと比べると人口比にして4分の1程度しか心筋梗塞で亡くなる人はいません。同じ東アジアの韓国も、日本に次いで心筋梗塞が少ない国です。

欧米諸国のなかでもフランス、イタリア、スペイン、ポルトガルなどは心筋梗塞の割合が少なく、このことを受けて一時期「フレンチ・パラドックス」という言葉が話題になったりもしました。

「フレンチ・パラドックス」とは、抗酸化作用を持つオリーブオイルを多用し、ポリフェノールを含む赤ワインをよく飲む国では比較的心筋梗塞が少ないという仮説です。

ですが、日本や韓国ではオリーブオイルやワインを多量に摂取するわけではありません。それでもこれらヨーロッパ諸国よりも心筋梗塞になる割合が少ないのです。

そうすると心筋梗塞の少なさには何か別の原因があると予想できます。

これらの国に共通する点は何かというと、肉だけでなく魚も多く食べていることが挙げられます。日本や韓国はもちろん、フランス、イタリア、スペイン、ポルトガルも肉だけでなく魚介類もよく食べる習慣があります。

一方、アメリカやイギリス、ドイツなどはあくまでも肉食が中心です。

今のところ各国の食生活と心筋梗塞の割合との関連性を調べたエビデンスはありませんが「必ずしも欧米の基準が日本に当てはまるわけではない」ことは心に留めておくべきでしょう。

第五章　ストレスを弱めるために

精神科のカウンセリングに行くか行かないかの判断の一つのきっかけになるのが第二章で紹介したストレスチェックです。

会社でストレスチェックを受けて高ストレスの状態が確認されたなら、これは絶対に軽視してはいけません。

ストレスチェックの結果についてはこれを実施した組織からの通知が来るだけで、実際に診療を受けるかどうかは強制ではなく本人が決めることになっています。

点数の高かった人は「診察を受けて変な診断をされたらマズいのではないか」「精神科医から会社に報告されるのではないか」などと余計な心配をしてしまうかもしれませんが、そういうことは法的に規制されているので安心して受診してください。

適応障害やうつ病などの精神疾患の治療は、早ければ早いほど高い効果が見込めます。

オンラインカウンセリングは役に立つのか?

最近では「オンラインカウンセリング」というものもあります。これもある程度の効果は見込めるのだろうとは思います。

認知療法にしても後述する森田療法にしても、本質的には物の見方や思考パターンを変えることが重要になりますから、それがオンラインであっても受けてみることに問題はありません。

オンラインカウンセリングは、カウンセリングに関する本を読むことと、実際に精神科へ行ってカウンセリングを受けることの中間ぐらいの効果が見込めます。

そこで自分のことを話しているうちに、自分の思考パターンについて「そういうのが二分割思考というのですよ」「かくあるべし思考ですよ」と指摘されることで気づくケースもあるでしょう。

ただし認知療法やカウンセリングにおいては、患者さんと治療者の間の信頼関係も大切な要素となります。これは臨床心理学の用語で「ラポール」といいますが、ラポールが不十分では治療効果が薄いともいわれます。

「あなたの考え方は二分割思考になっていますよ」「かくあるべし思考が強いのではないでしょうか」などと治療者から指摘された時に、患者さんが治療者のことをある程度信頼していれば「この先生の言うことならば聞いてみよう」と素直に受け入れられます。しかしそうでないとなかなか話が通じません。医者やカウンセラーのアドバイスに患者さんが反発して、カウンセリングを行っても患者さんから「理屈ではわかるけど」などと言われることはよくあります。

やはり長い時間をかけて治療者と患者さんの関係を深めていって、ある程度の人間関係や信頼関係ができてから初めて治療がうまくいくのが適応障害の基本的な治療パターンなのです。

しかしその一方で、本を読むだけでカウンセリング効果が現れることもよくあります。オンラインカウンセリングでよくなる人というのは、本を読むことでもよくなる可能性があるのだろうとは思います。

適応障害は四角四面で真面目な人のかかるケースが多いのですが、適応障害になりやすい性格は、その人の人生体験のうちに染みついてしまっているものです。

これが本を読むことで運よく快方へ向かう人もいれば、ある程度カウンセリングに通っているうちに「この先生は信頼できる」と思うことでよくなる人もいます。

適応障害は発症の契機も治療法も人それぞれですから、やはり自分である程度は勉強して適応障害に関する知識を備えておくことが大切になるでしょう。

適応障害の人は、子ども時代にものすごくひどい子育てをされたり、ひどい事件に遭うなどしてトラウマを受けた人とは違い、むしろ、しっかりとした育てられ方をしていて愛情不足でもない場合が多いようです。

適応障害も本人にとってはつらいことですから「病状が軽い」と言ってはおかしいのですが、私たち精神科医から見れば「病理が重くない」ケースにあたります。そして「病状が軽い」だけに、認知療法が効くケースも多くなります。

これがひどい虐待を受けるなどして本当に深いトラウマを抱えている場合には、認知療法で脳内に刻まれたトラウマを完全に解消できるかというと、厳しいものがあり、治療に要する時間も長くなってしまいます。

早めのカウンセリング受診が大切

アメリカの経営者などは普段からかかりつけのカウンセラーがいたり、自分用の精神分析家を抱えていたりします。

メンタルが不調な時は賢い人であっても判断力がゆがむ傾向がありますから、これを常に正常に保つことをその目的としています。

もし精神状態を顧みず悲観一色になっている時に経営判断をすれば、おそらくロクなものにならないでしょう。

このように、本来カウンセリングとは病状が重くなって日常生活に支障をきたしてからようやく診断を受けるようなものではありません。

病理が軽い人のほうがカウンセリングは効くのも、早め早めに受診することの利点です。極端なことを言えば、病気の予防のためにカウンセリングを受けてもいいわけです。

適応障害も初期の段階ならば「そんなにかくあるべし思考でいると、先々うつ病になりますよ」というような話をされても受け入れやすいでしょう。ですが本格的に適応障害などになってしまってからでは「先生はそう言うけれど、私にはもうこの先にいいことなんてありませんよ」などと受け入れられなくなってしまうことが往々にしてあります。

適応障害の患者さんに対して「仕事を休ませたほうがいい」と医者が判断した時も、「診断書を書いてあげるからしばらく会社を休んでください」と話したところで、本人の思考パターンが凝り固まってしまえば「やっぱりそんなことをしたらクビになります」と、なかなか受け入れられません。

すでに適応障害になってしまっている人は思い込みが強くなってしまっています。その強い思い込みがカウンセリングでよくなりやすいのか、なりにくいかというのは、その人の病理の重さ次第とも言えるのです。

日本流の名医とは

思考パターンを変えるとなると、それなりに時間がかかります。アメリカの定型的な認知療法というのは50分×12回といったような形で行われますが、日本では1回のカウンセリングに50分をかけることがなかなか難しいところがあります。そのため5分でも10分でもいいから週に一回は会い、何カ月かかけて少しずつ考え方を変えていきましょう、という治療の形が多くなります。

カウンセリング時間の長短による内容の違いというのは特別にはありませんが、日本の場合は診療が5分程度の短いものであっても長い付き合いが可能です。

アメリカの場合はしっかり50分間、話を聞いてくれますが、その代わりに保険が切れたら診てもらえません。患者側が自費での高額診療を続けることを望むならともかく、そうでなければ10回前後の診療で完全に治療を終わらせなければなりません。

日本の場合は5分診療であったとしても保険を適用すれば1回あたりの患者さんの負担は1500円程度で済みますから、その程度の負担であれば、ずっと通い続けることも難しくはないでしょう。長く通っていれば、まともな精神科医は5分診療でも随分と患者さんの思考パターンを変えることができるはずです。

定型的な認知療法ではなくとも「そんなに頑張りすぎてやっていると、最後にはまいっちゃうぞ」というようなことを毎回言ってもらうと、それが刷り込みになっていくこともあります。そのように長い付き合いのうちに患者さんの思考パターンが変わっていくことが日本らしい治療で、それをできるのが日本流の名医ということにもなるのです。

ヤブ医者が名医になることもある

精神科に通うのは時間的にも金銭的にもキツいという時には、認知療法のワークブックを読んでみることも有効だと思います。

アメリカでは医療全般の治療費が高額なため、認知療法を自分で行うためのワークブックがたくさん出ていて、その翻訳本も日本で多く出版されています。私から見ると「あまり翻訳が適切ではない」「日本人には合わないところもあるな」などと感じる部分もあるのですが、そもそも日本によいカウンセラーが少ないこともあり、アメリカの認知療法のプロが作ったワークブックは、それなりに役に立つ面があるように思います。

カウンセリングを受ける場合には自分に合う医者かそうでないかというところも大切になります。

私に言わせれば大学の教授などは98％がヤブ医者となってしまうのですが、その権威や偉そうな態度を信頼することによって、よくなる人も確かにいるわけです。

薬には「プラセボ効果」といって砂糖玉でも薬と信じて飲むとよくなることが35％程度あるといわれていますから、ヤブ医者であっても教授と名の付く人に診察してもらうことでよくなる人が35％いてもおかしくないでしょう。

つまり医者との相性は自分の感覚を信じればいいのだろうと思います。薬物療法しか学んでこなかった医者に「この薬を飲めば治りますよ」と言われることで本当に治る人もいるのです。

診療内容にかかわらず、権威のある医者に診てもらうほうが治るという人もいますし、患者さんの気持ちを汲んでくれるやさしい医者に診てもらうほうが治るという人もいるのです。極端なことをいえば、宗教で治る人だっているわけです。

そのため、どんな精神科医であってもヤブ医者と断罪することはできません。結局のところは、それぞれの患者さんに合う医者であればそれでいいのです。

昔ながらの町医者の認知療法

「こうすればこうなる」という確固たる方程式がないのが適応障害やうつ病の治療の難しいところです。

よく言われることですが、適応障害やこれに類する神経症は「頑張りすぎなくてもいいのだ」「まあいいか」などと思えるようになる、ある種の開き直りや悟りによって治ることが多い病気です。

そのためにも認知構造の変化がどうしても必要になるわけですが、認知療法の専門家でなくとも、そういった面でセンスのよい医者が昔からいます。「そこまで思い詰めないほうがいいよ」「適当にやっていたって何とかなるものさ」というようなことを言ってくれる町医者は、認知療法が発明されるよりもずっと昔からいたのです。

そうしてその町医者に言われたことによって「先生のアドバイスのおかげでちょっと手抜きができるようになりました」と、思考パターンを変えることのできた人が治っていくのです。とすると、結局のところ治療のやり方の巧拙にかかわらず、最終的にその人の思考回路や思考のクセを変えることができればよくなっていくものです。そうした時に「そんなことばかりやっているから落ち込むんですよ」などとちょっとした気づきを与えてくれるかどうかが大きいのです。

とはいえ、いくら医師との相性がよかったとしても「この先生のところへ来ると落ち着くけれど普段は落ち着かない」ということであれば、これもまた適応障害ということになります。家にいる間は落ち着くのであれば、まだ落ち着いている時間は長いのですが、一週間のうちで先生といる5分だけが落ち着くのであれば、これは治療の意味があまりないと言えるでしょう。

ただ、落ち着く先生のところに長く通っていると、症状がよくなる人も少なくないのが不思議なところです。自分に合った人を見つけるということは、それだけ大切だということなのでしょう。

テレビが適応障害の原因に

偏った思考のクセがついてしまうのは、日本の場合、やはりテレビマスコミの悪影響が大きいように思います。

テレビは何事に対しても深い考察もないまま「決めつけ」をしてしまうところがあります。

新型コロナに関しても実際にはわからないことばかりなのに、感染症の素人にすぎないワイドショーのコメンテーターが、あたかも「このやり方だけが正解」と話している姿をよく目にします。

テレビにおいては、どんな問題に対しても「どちらが正しいか」と白黒をつけるような議論になりがちです。そうして相手の言うことを認めてしまえば「負けた」とされてしまいます。

そのように勝った負けたで物事を決めつけるのは、適応障害になりやすい人にありがちな思考パターンの一つです。

テレビの中の人たちはあえて「商売」でそのような物言いをしているのですから、彼らは何を言ったところで自分のメンタルを傷めることもないでしょう。しかし、これを聞かされる一般の視聴者たちはそうではありません。テレビでの発言を真に受けて、その思考パターンに染まってしまえば、これが適応障害への入り口になりかねません。

相手が敵か味方かをすぐに決めなければいけないというのは、テレビの討論番組でありがちな演出ですが、現実においては意見の9割がた自分と合う相手でも、1割ぐらいは違っていることはよくあります。ですから物事の白黒を明確につけることは、一見すると正しいようでも現実にはそぐわないものなのです。そのような相手に対しては「白が9割で黒が1割ぐらいの薄いグレー」とのような見方をしたほうがいいわけです。

それをテレビは「悪人か善人か」などとスパッと決めてしまいます。芸能人や著名人もスキャンダルを起こした途端にそれまでの実績やよかった部分が全部なかったことになり、悪人とされてしまいます。

これは明らかな適応障害的思考パターンです。

仮に私がテレビに出演して「この犯罪者はどんなパーソナリティの人なのでしょう」と尋ねられた時には、そこは一応プロですからいくつかの可能性を挙げることはできます。しかし同時に、精神科医としての信念やプライドもありますから、診療をしてもいない人に対して簡単に「この人はこういうタイプです」と断言することはできません。そのため「こんな可能性もあるし、こういうことも考えられる」というような発言をすることになるでしょう。

しかしテレビでは、長々と解説する時間は与えられません。テレビは何事に対しても10秒、15秒でスパっと決めつけることのできる人たちが生き残るメディアであり、正誤を気にせず断定的なことを言える人だけが生き残るメディアなのです。

東大卒の親の子どもが東大に合格する理由

受験に関して「なぜ東京大学出身の親の子どもが東大に入るのか」と尋ねられた時に、私は「それは遺伝ではなくて、やり方を伝授されるからだ」と答えています。つまり、東大に入るためのテクニックを親から教えてもらえる子どもは東大合格の可能性が高くなるということです。

東大出身の親が合格のための方法を伝授する時の重要なテクニックは、「こんなものはできなくても受かるから」「一つの科目が苦手でもほかで点を取っておけばいいいんだよ」などと言って子どもの精神的負担を軽減することです。これを無意識のうちにできる親の子どもは、受験に限らずその他のストレス要因に対しても強くなります。

これとは逆に「こんなこともできないのか！」と叱責するような親だと、その子どもは受験でストレスを受けることになってしまいます。

受験指導をしてきた経験から見ても、東大に根性で入った親の子どもは意外と東大に合格していません。

これは受験だけの話ではなく職場においても同様で、精神的負担を軽減するアドバイスを示唆してくれる上司がいるかどうかは重要です。部下に対して「満点の仕事ができなくてもここまでできていればいいんだから」「早く提出してくれれば間違いがあってもこっちで直しておくから」などと言える上司がいる職場は、自ずと全体の雰囲気がよくなるものです。

受験も仕事も満点主義ではなく、合格点主義で物事を考えれば精神の負担やストレスが少なくなります。

新興企業に見られる「失敗してもいい」「やってみなければわからない」というような企業風土もメンタルヘルスのうえではとてもよいことです。

旧態依然とした会社にありがちな満点主義、完全主義の職場は社員のメンタルヘルスの面からすると厳しいものがあると言わざるを得ません。

「手抜き」で生きやすい人生に

「うつ病家系は親が完全主義のうつ病気質だからその子どももうつ病になる」とよくいわれます。

教育ママ、教育パパといわれるような人に限って、受験のシステムをよくわかっていないにもかかわらず、子どもがたまたま勉強ができたりすると満点主義を求めがちです。そのため「もっと頑張れ、もっと頑張れ」と言うのですが、それで受からなかった時には、子どもの心に「失敗した」という傷だけが残ってしまいます。

私が受験生たちに教える和田式受験法は、これまで「受験テクニックばかりを言って、手抜きの勉強を教えている」と散々叩かれてきました。

ですが、手抜きといわれるような要領のいい発想法を早いうちから身につけさせることは受験に限らず就職など、生涯にわたって子どものメンタルヘルスにとってよい影響を与えるはずです。

逆に根性だけで東大に合格しても、それでメンタルを傷めてしまえばその後の人間関係などで苦労することになるでしょう。

よく「手を抜いていいというのはどの程度なのですか」と聞かれることがあります。

受験ならば、合格点を取ることができればいいわけですから、それ以外の努力をする必要はないというのが「手抜き」の意味です。

これは会社の仕事でも同じことです。

会社からしても「さすがにこれはマズいだろう」といった「手抜き」のラインはあるわけですから、そこはクリアしておく必要があります。

手抜きやズルをするといっても受験でカンニングをしろと言っているわけではあ

りません。受かるための勉強だけを要領よくやればいいのです。

このようないわゆる手抜きやズルの勉強で大学に合格することで「成功体験」を学べば、きっと将来にも役立ちます。

勉強や仕事が本当にできる人は、何事も要領よくこなすことでストレスを軽減できているものなのです。できると思われている人でも無理をしていれば、いつかポキッと折れてしまうことは珍しくありません。

楽なやり方を考えながら仕事に取り組み、ある程度の結果さえ出せばあとはいくら手を抜いてもいいと思っている人は、心の病にはなりにくいのです。

それとは逆に、結果に至るまでのプロセスを重視して常に「手を抜いてはダメだ」と思っている人は、一回の挫折でダメになってしまうリスクが大きいと心得てください。

森田療法とは何か

適応障害においては今のところ認知療法が効果的だといわれていますが、もう一つ私の注目しているのが「森田療法」です。

森田療法とは1919年に確立された、精神科医・森田正馬先生が始めた神経症に対する精神療法をいいます。対人恐怖や広場恐怖、パニック障害などの治療を対象としたもので、最近では適応障害や慢性的なうつ病、がん患者のメンタルケアなどにも有効であると目されています。

多様な神経症症状の背景には内向的、心配性、完全主義的などの性格が共通して認められるケースが多いことから、森田先生はこうした性格から発する「とらわれ」の心理的メカニズムが原因となって、それら神経症が発症すると考えました。

そこで森田療法においては、不安を抱えながらも生活のなかで必要なこと（なすべきこと）から行動を始め、次に建設的に生きることを教え、実践させていこうというのがその主旨になります。「あるがまま」という心を育てることによって神経症を乗り越えていくために、生き方の再教育とも呼ぶべき治療を行います。

たとえば、人前で顔が赤くなることを気にしている人を1週間、個室でごろごろさせておいて、顔が赤くなることの不安よりも「何か動きたい」という気持ちを起こさせる、というようなやり方です。

具体的には2~3カ月の入院期間を設けて、そこで「個室でひたすら眠り、心身を休めることで自分のとらわれや不安と向き合う」「一人で軽作業を行う」「グループで少し負荷の強い作業を行う」「入院施設の外にまで行動範囲を広げる」といった段階を経て、社会復帰の準備をすることになります。

長期の入院となると受診する側の負担はかなり大きくなってしまいますが、現在では負担の少ない通院治療も行われるようになっています。

不安の裏には欲望がある

「顔が赤いのを気にしていたら余計に顔が赤くなる」というような「とらわれ」がよくないと説くことが森田療法のもともとの考えですが、その本質には「生の欲望」の思想があります。

森田先生は「神経症になりやすい人は生の欲望が強すぎるのだ」と考えました。

たとえば、がんになるのを心配するがんノイローゼの人は健康になりたい欲望が強い人。受験に落ちることが不安で眠れなくなってしまうのはそれほど受かりたい欲望が強いから、ということです。

対人恐怖症になる人は、他人に好かれたい欲望が強いからこそ「嫌われてはいけない」と不安に陥ります。

つまり不安の裏側に必ず欲望があって、この時に「不安がる」のとは別のルートから、本来持っている欲望を満たす方法を探すのが森田療法なのです。

赤面恐怖という病気の患者は「顔が赤くなるから人前に出られない」「赤い顔では皆に嫌われてしまう」などと思い込んでいるわけです。

そうしてその患者が「先生、顔が赤くなるのをなんとかしてください」と言った時に、森田療法では「あなたはなぜ顔が赤くなるのが嫌なの？」と問いかけることから始めます。

「こんな赤い顔になっていてはみんなに嫌われますよ」

「嫌われたくないということは、あなたは人から好かれたいのですね？」

「いや好かれたいけれど、こんなに顔が赤いのでは嫌われてしまいます」

「私は30年も精神科医をやっているけれど、顔が赤くなっても好かれている人は何人も知っていますよ」

「そんなの例外です」

「そうでもありませんよ。それに、もっとたくさん知っているのは顔が赤くなくても嫌われている人です」

そこでさらに踏み込んで「あなたが顔が赤くなるのを治せば好かれると思っているけれど、それは甘い考えだ」と指摘します。そして「顔の色に関係なく、好かれる努力をしない限りは好かれないのです」と考え方や行動の変化を促していくのです。

「あなたの顔が赤くなるのは治せないけれども、あなたが人から好かれるために、もうちょっと話術を磨くとか、普段からニコニコするとか、極力元気にあいさつをするというような、あなたが他人から好かれる方法であれば一緒に考えることはできますよ」というのが森田療法的カウンセリングの一例です。

脆弱な精神とともに生きる

かつて首相だった安倍晋三という人は「この道しかない」と言いました。しかし、ここまでにも書いてきたように、「この道しかない」と思っている人は適応障害やうつ病になりやすい人です。

適応障害にならないためには「この道だけではなく他の道もあるじゃないか」「もっと楽な道はないのか」と考えることが大切です。

一方、森田先生は「その人の性格を治せ」とは言いませんでした。

「心配性の人が病気を恐れて自分の症状を気にしている限りにおいてはずっと病気でいるようなものだが、その心配性を仕事のほうへ向ければきっと成功者になれますよ」というのが森田療法的発想です。

森田療法の優れたところは、精神的に脆弱な部分をなくそうというのではなく、その症状を抱えながらどう生きるかという考え方にあります。

これに対して認知療法は、基本的な認知を変えて症状に対する見方を変える手法です。

簡単に言うと「私は気を使う人間なのでそれを治してください」と言われた時に、「いやそんなに気を使わなくてもいいのですよ」と言うのが認知療法です。一方、「気を使う人間ならそれでいいけど、上司に対して気を使うのではなくて、今の仕事を楽に終わらせることに気を使ったほうがいいですよ」と言うのが森田療法的な発想になります。

認知療法と森田療法のどちらがいいか、比較は難しいところがあります。しかし、少なくとも適応障害になる人は「気の使い方が正常ではない」と考えられますから、それを修正していくという点においては同じなのだろうとも言えます。

病気になる「不安」より健康になりたい「欲」

適応障害的な人のストレスの原因には、森田療法でいうところの「生の欲望」と「そこから生じる不安」というものがあります。

「他人に嫌われたくないので赤面するのを治したい」ではなく「他人から好かれるためにどうするか」を考えるのが森田的な発想になります。「病気になりたくないなら健康になるために運動しよう」というのと同じような考え方です。

「他人に好かれたい」欲望と「嫌われたくない」不安の感情は表裏一体のはずです。しかし「嫌われたくない」ことばかりに気を取られると、そのために何もできなくなってしまいます。そうして好かれるための努力をしなくなれば「誰からも嫌われないが、友人と呼べる人もいない」といったことにもなるでしょう。「つまらない人」などと言われるかもしれません。

「健康になりたい」という生の欲望の裏側には「病気になる不安」があります。そのような不安に振り回された時には、がん検診からPCR検査まで、ありとあらゆる健康診断を受けて、その診断結果にわずかでも異常があればさらに検査入院もして、医者から言われるままに薬を飲み続けるようなことになるでしょう。

検査データが正常であっても、常に病気の不安に襲われて元気のない人になってしまいます。

「健康になりたい」のであれば、「病気になりたくない」と不安ばかりに振り回されているよりも、「もっと運動しよう」「もっと栄養を摂ろう」と考えるほうが健康上のメリットは大きいはずです。

これは仕事においても同じで、「失敗しないようにしよう」「上司や同僚に嫌われないように」と不安ばかりが強くなってしまうと適応障害にもなってしまいます。そうではなく、「仕事を成功させるためにこうしよう」「上司や同僚から褒められるぐらいに営業成績を上げていこう」と考えた時には、きっとプラスの効果が現れるはずです。

やりたくないことはやらなければいい

適応障害になる人たちは、本来の性格は真面目そのもので、本心では「仕事を頑張らなければいけない」と思っているのです。それなのに会社に行くと体調を崩してしまったり、出勤すらできなくなってしまいます。ところが夜には元気になっているため、周囲からは「こいつは甘えているんだ」「社会人としてなってない」などと言われ、当人も「もっとちゃんとしなければいけない」「つらくても会社に行くべきだ」などと考えてしまいます。こうして適応障害の要因の一つである、「かくあるべし思考」をさらに強くしていきます。

この時に上司などが「この会社はもうちょっと手を抜いていても大丈夫だから」「いい加減なヤツらのほうが出世しているじゃないか」とストレスを緩和する認知療法的なアプローチをしてくれたなら、適応障害から回復することもできるでしょう。そこで「甘えている」「たるんでいる」などと言われてしまうと、余計にその人の適応障害的な思考パターンを強めてしまうことになります。

精神科医として適応障害のリスクがある人に言いたいのは、「やりたくないことはやらなければいい」ということです。

以前にタレントの高田純次さんが『適当論』という本を出版した際、私はそのなかで対談相手を務めました。その時に「高田純次さんは精神科医から見ると〝あんなふうに生きたらいい〟という見本のような人だ」と強く感じたものでした。

たとえば映画『無責任シリーズ』で知られる植木等さんなどは、本来は嫌でしょうがなかった「無責任男」というキャラクターを大真面目に演じていた典型的な適応障害的気質の人だったようです。

しかし、高田純次さんはオンもオフも関係なく、生真面目なところを一切見せません。本当にテレビに出ているままの人なのか？　どんな時でもあの調子なのか？　大竹まことさんとも多少縁があってその時に聞いてみたのですが「純次はいつもあんな調子だよ」とのことでした。それが高田純次さんの本性なのか、それとも自己コントロールによってつくっているものなのかはわかりませんが、いずれにせよメンタルヘルス的に優れているように感じます。

しなくていい苦労はしない

日本人は「適当」という言葉を悪いことのように捉えがちです。

手前みそですが、私は以前から「和田式受験法で東大や早稲田慶応に受かった子どもは心の病になりにくい」と言い続けてきました。

学校の先生や私のやり方を批判する人たちは「真面目に自分で考えなければダメだ」と言って、彼らなりの「正しい勉強のやり方」を押し付けてきます。

いったい何が正しい勉強法なのでしょうか。「しんどい思いをしてわからない問題を何時間も考えたところでできるようにはならない。それだったら〝適当〟なところで解答を見て、答えを覚えてしまったほうが早いでしょう」というのが和田式です。

この時の基本的な考え方は「同じ結果を出すためであれば、なるべく楽なやり方をしたほうがいい」「一つのやり方でうまくいかなければ別のやり方を試せばいい」というものです。

つまり「受験は結果がすべてだ」と言っているわけです。

ところが受験生の9割、教師だとそれ以上がそのようには考えません。テレビドラマの『ドラゴン桜』などにしても、一応は東大受験のための要領を教える内容ですが、それでも私からするとまだ根性論の部分が強いように見えます。

根性論はメンタルヘルスに悪く、それにとどまらず人間の頭を悪くするものだと考えます。「苦労はすればするほど人間は成長する」と考える人は多いのでしょうが、私としては「しなくていい苦労はなるべくしないほうがいい。その代わり頭を使って同じ結果を出そう」と考えればいいと思うのです。

大谷翔平はメンタルヘルスの優等生

メジャーリーグで大活躍する大谷翔平選手もまた精神科医の視点からすると非常に優れた存在だと言えます。

東洋人が異国の地において二刀流という前代未聞のことをやって、なおかつホームランを量産すれば、どんどん周囲の要求水準や期待水準は上昇します。

球団からは起用法などにおいて特別扱いを受け、さらに人気も抜群となれば他球団からはもちろんのこと同じチームの仲間からも嫉妬されそうな要素は山ほどあります。

これは本来であればものすごくプレッシャーのかかる状況のはずです。そのプレッシャーからストレスを受け取った時には、それこそ適応障害になっても不思議ではないでしょう。実際問題として、野球でもサッカーでも海外で適応障害になってしまって思うようなパフォーマンスを発揮できなかった選手は、これまでに何人もいたのではないでしょうか。

しかし、大谷選手はその時にどうやったらプレッシャーがかからないようになるのか、つまり「どうすればストレスを感じなくて済むか」ということを、しっかりと考えているように見受けられます。

いつも笑顔を絶やさず、それでいてオールスターゲームのホームランダービーの時には疲労を隠さずへたり込んだように、素直な自分の姿を見せる。グラウンドにゴミが落ちているのを見つければ率先して拾う。

ホームランダービーでもらった賞金約1500万をスタッフに配ったというのも単に気前がいいということではなく、そのように感謝の気持ちを表すことで周囲から好かれ、味方につけるという処世術的な考えがあったのではないでしょうか。

さらに大谷選手がメンタルヘルス的に優秀だと感じるのは「無理をしない」点です。

大谷選手は日常会話だと英語も使っているようですが、それにもかかわらずインタビューや会見では絶対に英語で答えません。そこで無理をして「英語で会見しよう」「MLBの選手であればしっかり英語を話さなければいけない」とは考えないのです。

正確なニュアンスが求められる会見の場において、自分の思いを正確に伝えるだけの英語力を身につけることに時間を割くよりも、会見は通訳に任せてしまう。そして本格的な英語を学ぶ時間があれば、それを練習や休息に使ったほうがいいという一種の割り切り、つまりは「手抜き」「適当」の感覚があるのでしょう。

多くの現役選手や評論家が「二刀流を続けることは心身両面において厳しい」と言っていたなかで大谷選手がそれをこなすことができる理由は、そういうところにもあるのかもしれません。

日本人は英語コンプレックスの塊のようなところがありますが、大谷選手からそういった雰囲気は感じられません。

日本人の側から考えればわかることですが、「日本語は流暢でも話す内容が超つまらない外国人」と、「文法的にはめちゃくちゃな日本語をしゃべるのだけど、話す内容が面白い外国人」、どちらの話を聞きたいかとなれば、もちろんそれは後者でしょう。

それと同じで、アメリカ人からすれば英語は流暢で当たり前です。だから英語が流暢かどうかで話を聞いてくれるわけではなく、大切なのは話の内容なのです。

英語は発音よりも話の内容が大事

私がアメリカに留学していた時のこと。シカゴのホテルのバーで飲んでいると「お前は日本人か」と尋ねてきたアメリカ人がいました。

「そうだ」と答えるとその相手は「俺はなぜ日本の自動車が売れるのか、よくわからないんだ」と言ってきました。

その時の私はアメリカに来たばかりで、たどたどしい英語しか話せませんでした。それでも身振り手振りを交えながら「アメリカはディーラーとメーカーが分かれているため、同じディーラーがフォードのクルマを売り、同時にGMのクルマも売るというように3つも4つもメーカーを掛け持ちしている」「しかし日本はメーカーと販売の系列がしっかりしていて、マツダが潰れかけた時にはレイオフをせず工場でクルマを造っている社員たちをみんなディーラーとして派遣した」「それによって工場の人間たちが顧客のニーズを知るようになり、それでできたのがハッチバックのファミリアだ」「つまり、自社のクルマをよりよいものにして顧客のニーズに応えようという姿勢が工場にも販売にもあるから売れるのだ」というような話をしました。

そうするとその相手は「コイツは発音は悪いけどすごく面白い話をするヤツだ」と、あとから来た奥さんに紹介して大層喜んでくれたのです。

それ以来、私は「発音なんてどうでもいいのだ」と思うようになりました。

適応障害になるような人は英語であれば「パーフェクトな発音をしなければいけない」と考えがちです。

先の大谷選手の例でいえば、彼にとって英語がうまくなるというのは野球選手として成功するうえでは余計なことなのです。そのように考えて「余計なことには気を使わない」と割り切れる人がストレスを軽減することができて、適応障害にもなりにくいのだと思います。

この大谷選手の例を一般の人に当てはめて考えれば、「仕事において人間関係はメインではないから、さほど気にしなくても構わない」と割り切ることも必要だということになるでしょう。

「根性」で行き詰まった前田智徳

元広島東洋カープの前田智徳《とものり》選手は、私としてはカープ史上最高の天才バッターだったと思っているのですが、彼は「根性」の意識が強くて手抜きをしなかったために故障に泣かされました。

天才的な打撃だけでは飽き足らず守備においても4年連続でゴールデングラブ賞を獲得するなど全力プレーを常としていた選手です。

ある時からアキレス腱に痛みを感じ始めたものの、それでも痛む箇所にテーピングをしながら出場を続けた結果、アキレス腱断裂という選手生命にかかわる大ケガを負ってしまいます。

故障からのリハビリ中には「どうせならもう片方のアキレス腱も切れてしまえば両脚のバランスがよくなるのに」とまで思い詰め、復帰後に思い通りのバッティングができないと感じると「前田智徳という打者はもう死にました」と語ったそうです。

天才なら天才らしく、やりたいことや得意なことだけに専念できるような性格であれば故障をすることはなかったのかもしれません。

昔は「打撃で結果を出せばそれで十分」と、守備も走塁もいい加減な選手がいましたが、前田選手もそのくらいの気持ちでいれば、さらに結果を出せたのではないでしょうか。

とはいえ、前田選手のリハビリ中の発言などを見た限りでは、仮にアキレス腱の故障がなかったとしても、自身の打撃を追求するあまりにメンタルのほうを病んでしまい、適応障害になっていたのではないかとも感じてしまうのです。

不安がるよりも先に解決策を

日本人の思考パターンの悪いクセとして「予期不安が強い割にソリューションを求めない」ことが挙げられます。

悪い結果を想像して不安がりながら、それをどうやって解決するかについては考えようとしないのです。

たとえば毎年のようにがん検診を受けていても、もし自分ががんだとわかった時に、どこの病院へ行こうかとあらかじめ決めている人はかなりの少数派です。

あるいは認知症になりたくないと言って一生懸命に脳トレをやっていても、自分が認知症になった時にどこの老人ホームに入ろうと決めている人はいないでしょう。介護保険の使い方もほとんどの人は知りません。

がんや認知症になったらどうしようという不安は大きいくせに、いざそうなった時の備えをしていないのです。

しかし、ことわざにも「備えあれば憂いなし」というように、いざという時の解決策を考えておけば予期不安を強くしなくてもいいのです。

福島第一原子力発電所の事故の時にしても、絶対に事故は起こらないなどという今にして思えばあまりに非現実的なことを考えていました。そのため、いざ事故が起きた時のマニュアルというものがまったく用意されていませんでした。

新型コロナにしても、今は予期不安が強いために「感染しないためにはどうしたらいいか」といったことばかりが言われています。しかし、「感染した時にどの程度の医療を受ければいいか」という発想があったならば、自粛、自粛とばかり言わずにもう少し自由な活動ができるのではないでしょうか。あるいは、もっと受け入れ施設を増やすという政策が取れたかもしれません。

さらに言えば、新型コロナにかかった時のことを考えていないから、「普段から免疫力を上げよう」「免疫力を上げておけばたとえ感染しても重症にはなりにくい」といった発想が出てこないのです。

ウイルス性の病気はインフルエンザであろうが風邪であろうが自分の免疫力が強ければさほど悪化はしないのです。新型コロナについても普通に考えれば、感染したところで9割の人が無症状なのです。つまり普段から免疫力を上げておけばほぼ平気で済ませられる病気なのです。

高名な免疫学者の方に聞いた話によると、自粛生活はかえって免疫力を下げることになるそうです。新型コロナにかかったとしても免疫力を上げておけば大丈夫だという発想を持たずに、ただただ「感染してはいけない」と思い込んでしまうと、「目から感染するかもしれないから目もこすれない」「他人が使うものも触れられない」と普段の生活から不安だらけになってしまいます。しかし、感染を恐れるばかりに免疫力まで下げてしまい、かえって重症化しやすくなることもあるのです。

また、不安ばかりが膨らんでしまうとそれがストレスとなって、適応障害など精神疾患の要因ともなりかねません。

最悪のケースを想定しておく

日本においては新型コロナのワクチンを2回打ってもなお「マスク生活を続けろ」と当たり前のように言われています。

イギリスなどは東京オリンピック以前の段階では日本の何十倍も感染者がいて、死者数も日本よりもはるかに多かったにもかかわらず、ワクチンを打てば自由な活動をしても構わないということになっていました。

毎日50人も死んでいましたが、「50人ぐらいだったら全然問題ないじゃないか」「ワクチンのおかげで以前と比べて重症者も死亡者も激減したのだから構わないだろう」と、彼らは考えるのです。

しかし日本では、亡くなった方には申し訳ないとはいえ、それでも一日10人程度の死亡者数に大騒ぎをして「万が一にも死者が出ないように」と言います。

しかし万が一とは言いますが、本当に1万回に一回起こるかどうかのことまで心配していたのでは、まともな日常生活など送れるはずがありません。

予期不安とはかように際限がないものなのです。

メンタルヘルス的な考え方からしても、「最悪のケースで、もし問題が起きた時にはどうしようか」と考えておくことは大切です。予期不安の強い人は「仕事でミスをしたらどうしよう」「書類提出が遅れたらまずい」「上司に嫌われたら困る」といったことばかりを考えています。

しかしその時に「上司に嫌われたところで、労働基準法に守られているのだからクビになることはない」などと、最悪のケースまで想定して心の準備をしておけば「実はそれほど不安に思う問題でもない」と気づくケースもあるでしょう。

「予期不安」に振り回される日本人

予期不安ばかりが大きくて、それに振り回されているというのが日本の現状です。

健康診断やがん検診、認知症にならないためのトレーニング等々と、これほど健康に関するさまざまな診断を受け、予防法を実践している国は日本以外にありません。それでいて、いざ病気になった時のことは考えようとしないのです。

先日、たまたまコレステロール値が高いという人と話をしていて、コレステロール値が高ければ心筋梗塞などになりやすいことは確かですから「ちゃんと5年に一度の心臓ドックを受けて、その時に血管が狭くなっていたら血管にステントを入れるなどの対処をしてもらえばいい」とアドバイスをしました。

コレステロール値の高い人の多くは薬でコレステロール値を下げたり、食べたいものを我慢するようなことばかりを考えているようなところがあります。

それよりも「コレステロール値が高いことによって冠動脈の狭窄が起こった時に何をするか」と考えておくことが本当は必要なのです。

コレステロール値を下げることばかり考えて、薬や食事制限で数値が正常になったとしても、それでも心筋梗塞になる人は現実に結構な数がいるのです。「コレステロール値が高いのなら薬を飲んで下げればいい」と思っていながら、心臓の冠動脈のことを調べている人がほとんどいないのは実に不思議なことです。もし問題が起きた時にはステントなどを使って冠動脈を広げればいいだけのことなのです。

こうした例からもわかるように、日本人は「こうなったら怖い」と言って我慢ばかりしていながら、いざそうなった時の対策を準備していない人が本当に多いのです。

物事には必ずよい面と悪い面がある

問題解決のためのソリューションを考えることと同時にもう一つ、たとえば「手抜きと言われるけれども仕事が速い」「コレステロールは心臓には悪いのかもしれないが免疫力を高めてくれる」というように「物事にはよい面と悪い面がある」ことは常に留意しておくべきです。

「よい面と悪い面」でいうと、日本人には自分の短所はたくさん言えても、長所を言えない人がたくさんいます。

現実においては短所を直すよりも長所を伸ばすほうが楽なうえに、自分の長所を語ったほうが有能と思われるわけですから、自分の長所を把握しておくことは大切です。メンタルヘルスの面からも苦手なことはなるべく避けて、長所を伸ばすことを心掛けるのが得策なのです。

私の知り合いで財務省となる以前の大蔵省で、次官候補にまでなった人がいました。彼は「大蔵省で出世するためには、嫌な仕事をやらないで自分のできる仕事に専念しているのが一番賢いですよ」とよく言っていました。

かつての大蔵省というのは新人に対してめちゃくちゃな量の仕事を押し付けてきたそうです。毎晩深夜2時、3時にならないと終わらないぐらいに仕事をさせられたといいますから、その激務は尋常ではありません。

ですが、彼は上から命じられたものであっても「こんな仕事はやっていても意味がない」と思う仕事や、ダメな上司から回ってきた仕事は「いやぁ、大蔵省の人ってみんなすごいんですね。こんなに仕事ができるんですか。僕にはとてもできません」と言ってやらなかったそうです。

その一方で「この人は出世しそうだ」と思う人からの仕事や、自分が得意な分野の仕事はどんどんこなしていった。

そうすると「できません」と仕事を断った上司は、次から別の新人に仕事を回すようになります。その結果としてダメな上司からは「こいつはとんでもなくデキの悪い新人だ」と判断されるのですが、彼からするとそれはまったく問題ないのです。

出世の目のありそうな上司の仕事はしっかりとこなしていますから、その上司から「こいつはデキる人間だ」と評価されていれば、その上司が出世する時には自分も上司に引き上げられる形で出世できるというのです。

ダメな上司からダメなヤツだと思われてそこからの仕事がなくなれば、空いた時間をさらに出世する上司の仕事のために使うこともできます。つまり、これが「要領がいい」ということなのです。

このような彼の仕事術を「ズルい」と思う人は、適応障害になる危険性があるかもしれません。私としてもわざわざズルは勧めませんが、これをズルいと思うこと自体が実は危ない心理状態であることは知っておいたほうがいいでしょう。

現実にもその彼は、ある時期まで大蔵省の出世レースでトップを走っていました。とある事件によって官僚は辞めましたが、その後は国会議員に転身しています。

会社員でも官僚でも、上から与えられた仕事を選んでいいし、上司も選んでいい。みんなから好かれようとして人間関係に心を割くよりも「こんなヤツの仕事はやらずにこっちの仕事だけはやろう」と考えるほうがよほどメンタルヘルスにいい。精神も身体も病まないためには、そのような開き直りも大事なのだと思います。

認知療法の効果

適応障害の人もうつ病になりやすい人も、心配をするべきところが間違っていることに気づいていないのです。

心配をするなとは言いません。しかし現実問題として、失敗することを恐れすぎたり、周りが自分をどう見ているかばかりを気にすることによって、逆に仕事がうまくいかないことのほうが多いのではないでしょうか。

深田恭子さんのような俳優の場合、撮影中に「本当にいい仕事ができているのか」「観客に受け入れられるのか」というのがまったく見えてきませんから、そこは気の毒に思います。しかし一般的な仕事であれば、ある程度は周囲の反応もダイレクトに見えるでしょう。少なくとも周りに好かれるか好かれないかと気にするよりも、とりあえず目の前の仕事をこなすことを考えたほうがいい。

しかし適応障害の人はそこがなかなか見えないのです。

雅子皇后の適応障害に際しては、認知療法のエキスパートである大野裕先生が主治医に選ばれたように、適応障害における最も有効な治療法はやはり今のところ認知療法とされています。

この時に大野先生を主治医に選んだ皇室医務主管の金沢一郎先生は非常にフレキシブルな人で、皇室のメンタルヘルスを任された時に東京大学にこだわらなかったことがまず慧眼であったと思います。東大の精神科は今では完全に薬物治療による精神医学の権化のようなことになっていますから、それでは雅子さまを治せないだろうとの認識があったからこそ、慶応大学の大野先生に依頼することになったわけです。

この件からも、やはり適応障害の治療は薬で治すよりも認知療法が有効だろうというのが世界的な常識になっていることがわかります。

外部からその治療効果はわかりづらいのですが、少なくとも雅子さまが一定以上悪くならなかったというのは、大野先生の認知療法的なアプローチによるものだったことは確かでしょう。

適応障害となった時に、カウンセリングと認知療法を行えば100％改善できるとまでは断言できません。しかし改善される可能性が高いことに間違いはありません。

適応障害はうつ病などと比べた時に、脳の疾患というような生物学的要素が少なく、もともとは精神的な問題のなかった人が多いのです。つまり生物学的な脆弱性によるものではなく、神経細胞に異常があるわけでもないので、カウンセリングや認知療法が効果を上げる確率は高くなります。

これが深刻なうつ病になると、カウンセリングだけで治すことはなかなか大変で、薬を併用しないことには治療は困難です。

認知療法を習得するためのトレーニングは決して難しいものではありません。精神分析となると最低でも3年から5年のトレーニングを要しますが、認知療法であれば半年も習えばある程度のことをできるようになるはずです。

医者にとっても患者さんにとっても非常にメリットのある治療法ですが、日本の現状においてはこれを教える人が少ないという問題があります。前章で指摘したようになかなかお金にならないため、そもそも認知療法をやろうという人が少ないのです。

思考パターンを変えてみよう

認知療法は行動療法とまとめて「認知行動療法」とも呼ばれます。認知療法は思考のパターンを変化させることでの治療を目的としたもので、この際に行動を伴うこともありますが行動がメインではありません。

たとえば電車に乗れないと思っている人を実際に電車に乗せてみて、それでパニックが起こらなければ「ああ思ったよりも怖くないんだ、案ずるより産むがやすしなんだ」と認知が変わることになります。

一方の行動療法は、普段の行動パターンを変えたり、呼吸法を身につけるなど、行動によって治療をするものになります。

以下に思考パターンを変えるためのヒントとなりそうな事例をいくつか挙げてみました。ぜひとも参考にしてみてください。

●テレビにツッコミを入れてみる

私の父親は会社員で転勤も多かったのですが、大阪や神戸に住む機会が多かったことの影響もあったのでしょう。両親ともにテレビに向かって常にツッコミを入れる習慣がありました。

「勉強ばかりしていると人間的に問題がある子になる」と話すコメンテーターに「まともに信じたらバカを見るで。学歴はあったほうがいいに決まってるやないか。

お前の通ってる塾にもテレビ局の子がいるやろ?」といった具合です。

私にもそのクセがついて、今でもテレビを観る時にはイチャモンをつけています。

テレビの影響力は強大ですからこれに対して無防備でいると「こうするべき、あするべき」「これもダメ、あれもダメ」と刷り込まれるばかりで、人生が窮屈になる一方です。

ワイドショーなどから流れてくる意見に対して違和感を覚えないような人は、すでにテレビの発する「二分割思考」や「かくあるべし思考」に侵されているかもしれません。

テレビに限らずネットニュースやSNSに対しても同様です。

テレビもインターネットも、これに接する際には必ず「疑いながら」視聴しましょう。それが凝り固まった思考パターンを変化させる第一歩となるのです。

●批判されている人物の「弁護人」をしてみる

テレビやインターネット、SNS上には「白か黒か」と善悪をはっきり分ける二分割思考があふれています。

この時にあえて「悪」とされている側を擁護してみると、二分割思考から抜け出して、グレーゾーンを許容する思考を養うことができます。

たとえば「もし不倫問題で叩かれているタレントを弁護するなら」と考えてみます。

テレビは、そのタレントの悪行や不道徳性をここぞとばかりに叩きますが、本当にそのタレントだけが悪いのか。一度の不倫で過去の業績まで否定してもいいものなのか。そもそも活動自粛しなければならないほどのことなのか……。

そうやって、善と悪の間にある「グレーゾーン」に目を向ける練習をするのです。

これは不倫がよいか悪いかということとはまた別の話で、グレーゾーンに目を向ける習慣を身につけると、「世の中には100%の善も、100%の悪もない」との発想にたどり着くでしょう。

●とにかく紙に書いてみる

ストレスを感じたり嫌な考えが頭の中で回っているような時には、悩みをいったん頭から外に取り出すようなイメージで、紙に書き出したりスマホのメモ機能に残してみましょう。

頭の中だけで考えていると、どうしても不安が不安を呼び、「こうに決まっている、こうに違いない」といった思い込みにとらわれてしまいます。

そこで紙に考えを書き出すと、問題の整理にもなるし、脳の負担が軽くなり「別の考え方もできるかな？」と冷静に検討する余裕も出てくるのです。

将来のことが不安なら「これからどんなことが起こりそうか」と予想されるシナリオをすべて書き出してみます。

たとえばリストラされて再就職にも苦労している状況ならば「このままでは家計が破綻する」「一生再就職できっこない」といった極端に悪いシナリオばかりが思い浮かぶかもしれませんが、それも全部書き出して、よいシナリオも悪いシナリオも等しく目の前に並べてみるのです。

こうしていくつかのシナリオを比較してみると「家計が破綻するというのは言い

すぎかもしれない」「次の面接も決まっているし、ほかにもできることはたくさんある」といろいろな可能性に気づくことができるでしょう。

彼女からLINEの返信がなく「あいつはおれを見限るに違いない」「他の男と今デートしているのかも」と不安でならない時も同じです。

紙に書き出してみれば「さすがに考えすぎ」「彼女も今、忙しい時期だと言っていたし」「夜にまた連絡してみよう」などと考える余裕が出てくるはずです。

このような書き出す習慣をつけることは、仕事においても役立ちます。

「営業先の相手はどんな態度を取ってくるのか」「トラブルの種はないか」「商談が成立しなかった時の対処法は？」などと不安の種を書き出してみることで問題を解決する方策に気づくこともあるでしょう。

うつ状態になってからではネガティブな感情ばかりが高まって本当に悲観的なことしか書き出せないかもしれませんから、不安が少し膨らんできたぐらいの早めの段階で書き出すのがいいでしょう。

これがストレスを溜めにくくするための予防的習慣となるのです。

●「DTR」をやってみる

認知療法の一つに、固定パターンになってしまっている「自動思考」を矯正するための「DTR（Dysfunctional Thought Record＝非適応的な思考の記録）」という手法があります。このなかでも一番簡素な、「3つのコラム法」を紹介します。

3つのコラム法では、「その時、起きたこと（状況）」と「その時、感じたこと（感情）」「その時、考えたこと（思考）」の3つを記録していきます。

「今日はこんなことを言われた」「その時、こんなことを感じた」「そして、こんなふうに考えた」と日記のように習慣化していくと、書いたことをあとで見返して「自分の思考パターン」を自覚することができます。

これを意識することが、思考パターンを矯正することにつながります。同じような内容が続いていたなら「自動思考になっているのかもしれない」と知覚することができるのです。

普通の日記をつけるよりも、こうして書くことを3つに決めておくほうが、あとで見返した時に他の日と比較がしやすかったりもします。

その時考えたことについて「どの程度、確信があるか」を0%から100%で評価をするのもいいでしょう。

頭の中では「上司に叱られるに違いない」「休んだら仕事をクビになる」と100%信じ込んでいた内容でも、いざ書き出してから評価してみると「さすがに100%はないな」「クビになる可能性は1%ぐらいだろう」などと冷静になれるのです。

パーセンテージで評価することは「曖昧さ」への許容力を身につける習慣にもつながります。

たとえば「職場はみんな敵だ」と思い込んでいたとしても、「いい人度合い」で点数をつけてみれば「Aさんのいい人度は50%。Bさんは30%ぐらい。Cさんは本当に嫌な人だけどそれでも5%ぐらいはいいところもあるかなぁ……」などと、敵と思っている相手でも実は完全な0%ではなくて、いいところもあることに気づくのではないでしょうか。

●極端な話に触れてみる

思考パターンを変えるというのは、「スキーマをぶち壊す」ことでもあります。スキーマとは心理学的には「自分の過去の経験や外部の環境に関する構造化された知識の集合」、つまりは固定観念のことをいいます。ビジネス用語で使われる「スキーム」と語源は同じです。

スキーマを壊すために自分とは違う意見、暴論、極論に触れるクセをつけておくことは有効です。これによって「そんな考え方もある、あんな考え方もある」と考えられるようになると、自分のスキーマも緩んでいくのです。

かつて〝ミスター円〟といわれた元大蔵省財務官で経済学者の榊原英資さんは、アメリカに行くたびに一番楽観的なエコノミストと一番悲観的なエコノミストに会って話を聞くのだといいます。両極端な意見に触れると、経済予測の振れ幅がわかるからです。

「日経平均は5万円まで上がる」「1万円まで下がるだろう」とそれぞれの意見が

大きく異なったとしても、どちらも専門家であるエコノミストの意見ですから、裏にはそれなりの根拠と理屈があります。どちらが正しいとは言えなくとも、専門家の意見であれば少なくともこの幅の中には収まるだろうとの判断はできます。そうしてその範囲内での対応を考えておけば、たいていのことではパニックになりません。

身の回りにいるのは常識人ばかりで極論に触れる機会がつくれないという時には本を読むのもいいでしょう。

同じテーマで正反対の意見を語っている本を買ってみて、そのどちらも読んでみるのです。今ならコロナ自粛反対論者と肯定論者の本とを読み比べてみると、それによって自分の思考パターンに変化が起こるかもしれません。

●「それもそうだな」と受け入れてみる

「極端な話に触れる」ことは、実は諸刃の剣のようなところもあって、極論を聞くことで自分が信じてきたスキーマが壊されそうになれば、そのこと自体が新たな不安を呼び起こすこともあり得ます。

ディベートなど討論の教育を受けてきて議論に慣れた欧米人と違い、日本では「君の意見は違う」などと批判し合う習慣がありません。そのため、あまりにも極端な意見や反対意見を見聞きすると、単に反発の気持ちが生じるだけに終わるかもしれません。自分自身の価値観を真っ向から否定されたなら不愉快になるのも当然です。

しかしこの時に、不愉快に感じたとしても「これは自分のスキーマをぶち壊すための訓練なんだ」と思うようにしてみるのです。

どんな相手の意見にも必ずなにがしかの理論理屈はあるはずです。これをはなからはじいてしまったのでは「かくあるべし思考」に逆戻りです。

私はそういう時に、とにかく「それもそうだな」と思うようにしています。カチンときてもすぐに反論せずに一度相手の意見を受け入れてみると、案外と新しい視点が得られたりするものです。

スキーマが破壊された先にはもっと楽に生きられる人生が待っていると信じて、

カチンときてもいったんは受け入れてみることです。

●「異端の意見」をSNSで発信してみる

私自身、よく極論を言うほうなので、普段は相手を選んで話すように心掛けています。

異論反論があること自体は構わないのですが、私が過激なことを言った時に、せめて頭ごなしに否定しないような人でないと議論にならないからです。

「異端の意見」に賛同はしなくとも理解しようと聞いてくれる仲間はとても貴重です。「かくあるべし」から離れて自由な議論ができるからです。

問題はそういう相手をどこで探すかということですが、これにはSNSを利用するのがいいでしょう。

ただし「いいね！」を集めようとする一般的なやり方とは異なります。誰もが気に入るような無難な投稿ではなく、それとは真逆の極論を投げかけてみて、これに対して「実は私もそう思っていたんです」と賛同してくれる希少な人を探すのです。

炎上するリスクは否定できませんが、そんなことを恐れてはいけません。炎上するほど目に留めてくれる人は増えますし、そうすればどんなに過激な意見にも1000人に一人ぐらいは賛同してくれるでしょう。

嫌な反論が殺到していよいよとなった時にはアカウントごと削除して知らんぷりをすればいいのです。そうした開き直りも一種の認知療法のトレーニングだと考えましょう。

●できないことはやらなくていい

私はひねくれ者、嫌われ者の人生を歩んできた自覚があります。自分自身を分析してみて「自分は人と合わせるのが苦手な人間なんだ」とわかっています。

医学部に進学したのも「嫌われて仲間外れになっても食べていける仕事を探そう」と思ったからです。この時に「人に合わせるよう努力をしなければいけない」と考える人もいるでしょうが、私はそんなことをしても状況が変わるとは思えませんでした。

そうやって年月を経て、組織に属してこなかったからでしょう、「嫌いな人に合わせるよりも好きな人とだけ付き合っていればいいじゃないか」という思いは年を取るごとに強くなっています。

何事においても「こうしなければいけない」と思い悩むよりも、「できないものはできない」と割り切って、得意分野を伸ばせばいいのです。

読書をする際にも「全部読まなければいけない」とは思わず、目次を一通り眺めて面白そうな見出しのところだけ読めばいい。そのくらいの開き直りがないことには、世の中が生きづらくなるばかりです。

●負けたあとの次善の策を用意しておく

悪いことが起きないよう予防することに日本人は熱心です。

「予防しているのだから、悪いことが起きるはずがない」と思うのでしょうが、実際に悪いことが起きた時の備えがないと大きなストレスを抱えることになります。

言い換えれば「上手な負け方を知らない」のが日本人の特徴ということです。

「うまい負け方」を知っている人は、結果が出る前から負けた時の方策を考えていて、「次善の策」を選んで次に進むことができます。

私は妻と意見が異なることも多く、子育ての考え方も違いました。妻は学生時代に人気者の〝勝ち組体質〟で育ってきたせいか、子どもが学校で仲間外れにされているのを知った時にはどうすればいいかわからずパニックになりました。

一方で、いじめられっ子として育ってきた〝負け組体質〟の私は、自分が常に仲間外れにされてきましたから、子どもがそうだと聞いても落ち着いていられました。とはいえ仲間外れのままでは子どもの精神的ストレスの問題もあります。そのため仲間外れにならない世界を探そうと中学の受験塾に通わせることにしました。今ではその子も立派に育っています。

過去に成功を積み重ねてきた負け知らずの人間ほど、何事においても自分はうまくいくのだと思い込みがちです。受験で成功した人も、ビジネスで成功した人も、自分が一番正しいと信じています。しかしそれが過信になった時には、失敗した際に別の道を選ぶことができず、パニックになってしまいます。

これを避けるには普段から「悪いことが起きたらどうするか」を考えておくことです。「負け」に見舞われても次善の策があればパニックにならずに済むのです。

●「人生は実験だ」と考える

かつて『受験は要領』という本に「理科の実験の授業なんかに出る必要はない。そんな時間があるなら昼寝をするか、数学の答えでも覚えていろ」と書いたら非難の集中砲火を浴びました。ですが、私の意見は今も変わっていません。日本の学校の実習室で実験精神がつくとはとても思えないのです。

なぜかといえば、子どもがわずかな事故にも遭わないようにとあらかじめ決められた手順で実験をやらせるだけだからです。

今では大学ですらそういうところが多いと聞きます。それでは実験する前から答えがわかっているわけで、こんなものは実験とは言えません。「AでダメならB、BでダメならC」といろいろ試すことこそが実験なのです。

このように考えた時に、実は生きることそのものが実験なのだと気づきます。勉強のできない子が受験テクニックをあれこれ試してみたり、モテない人がモテるために試行錯誤を繰り返すのも「実験」です。実験室でやることだけが実験だと思っているのは学校の先生だけで十分です。

人生は実験である――。そのように思えば凝り固まった考えを捨てて新しいチャレンジをする勇気が湧いてくるでしょう。

たまには失敗をすることがあっても構いません。上手な失敗の仕方や失敗したあとの対処法を学べるからです。

実験と考えれば失敗に対する備えもできるでしょう。「勝つに決まっている」のは実験ではありませんから、負ける心づもりもしておく必要があるのです。

たとえば投資家でも「負けるつもりがない」まま投資をするのが一番危険です。いざ負けた時に立ち直れないほどのダメージを負うからです。

恋愛で大やけどするのも同じことで、フラれないと信じ込んでいるとフラれて大ショックを受けてしまいます。

しかし、それも実験なのだと思っていればそうそうショックは受けないでしょう。

うまくいくかもしれないし、うまくいかないかもしれないのが実験なのです。

ただしこの時に、博打と実験の区別がつかないのはいけません。「ここで負けたらこのぐらいのダメージを負って、このくらいであればリカバリーができる」といった損得計算は必要です。

リカバリーできないほどダメージを負いかねないのが博打であり、リカバリーできるものが実験です。博打まがいといわれがちな仮想通貨（暗号資産）のビットコインも「これぐらいなら損してもOK」と思える額で手を出すなら、実験の範囲だと言えるでしょう。

●多少のリスクは恐れない

「会社をサボってみる」「好きな異性に声をかけてみる」「上司に反論してみる」――。どんなことでも「失敗したらどうしよう」と足がすくんだ時は「失敗した時にどんな損を被るか」を計算してみましょう。

リスク計算ができていれば「失敗してもこの程度か」と腹を括って思い切ったこ

とができます。

上司に反論すれば煙たがられるのか、異動させられるのか。露骨な嫌がらせを受けるかもしれません。しかし就業規則に違反していなければ最悪でもクビになることはないでしょう。

同じ上司の下で一生働くわけでもないのです。「失敗しても、その程度の損だ」との計算があればいろいろ試してみるのもいいではありませんか。

私が本をたくさん書くのも、実験の一つです。

私はこれまでに700〜800冊の本を書き、そのなかにはベストセラーになった本もありますが「この本は確実に売れる」と思って書いたことはほとんどありません。どの本も実験だと思って書いているからです。

「たくさん本を書きすぎているから、大ヒットが出ないんですよ」と言われたこともあります。量よりも質を重視して一冊一冊を丁寧に作れば売れると言うのですが、私は「なるべく多く打席に立つ」ことでヒットを狙うタイプで、実際2年に一度くらいは10万部、20万部のヒットに恵まれています（実は80〜50分の1の確率なのですが)。

人間は、成功体験があったり、学歴が高かったり、よく勉強したりしている人ほど、自分の頭の中で考えたことに縛られ、現実が正しく認識できなくなります。そのままでは変わりゆく現実についていけません。実験して試してみないことには真の現実はわかりません。

私が本を書くのもそのための実験です。自分が頭の中で考えていることに縛られたくないのです。

●考えるよりも先に行動してみる

「案ずるより産むがやすし」という考え方や行動は、脱スキーマに欠かせないものです。

「かくあるべし」「これはやっていけない」と一つの道に縛られることはストレスを生み、それが適応障害やうつ病にもつながりかねません。

だからといって他の道を選ぶには勇気がいります。スキーマから外れた生き方は

「どうせ失敗する」という思い込みもあって怖いものです。

しかし現実には「やってみないとわからないこと」がたくさんあります。失敗するかもしれないと恐る恐るやってみたことが案外あっさりできた時の喜びは大変なものです。

認知行動療法の狙いはそこにあります。実際に行動してみると事前に心配していたことが本当に起きるのかどうかがわかります。

「電車に乗るとパニックになって胸がバクバクして死にそうです。だから電車には乗れません」という患者がいたら、私はこんな話をします。

「人間というのは心臓が1分止まっても死なないのですよ。パニックが起きても1分で次の駅に着くような各駅停車に乗ってみてはどうでしょう」

もちろん心臓が止まることなどはまずありません。つまり、想像では死ぬはずだったのが実際には大丈夫だったという経験ができる。そこで患者も自分の思い込みに気づくのです。

第六章　脳にいい生活習慣

高齢者の適応障害を予防するには

高齢者の心の病の予防は近年の大きな課題です。高齢者の適応障害やうつ病を早い段階から予防できるならそれに越したことはありません。

ただ現実問題として、どこまで予防できるかとなるとかなり難しいところがあります。

単純に心理的なショックや強いストレスで適応障害やうつ病になるというわけではありませんから一般的な予防法をいかに講じても「こうすれば100%かからない」とは残念ながら言えません。

適応障害もうつ病も、どんなにストレス要因を排除したところでかかる時にはかかってしまうのです。

だからせめて「早めの症状の時に治療すれば改善しやすい」という正しい知識を持ち、少しでも懸念があれば精神科でのカウンセリングなどを受けることを心掛けてもらいたいものです。

高齢の親や配偶者、兄弟など周囲の誰かが適応障害やうつ病になった時には、決して慌てないことも大切です。適切な対応をすれば症状が深刻化するのを未然に防ぎ、自殺を予防することはできるのです。

高齢者でうつ病にかかる割合は全体の5％前後だといわれています。これが認知症外来を受診する患者になると約20％もの人がうつ病性障害だとする厚生労働省の発表もあります。

高齢者全体の5％ということはお年寄りの20人に一人がうつ病かそれに類する精神疾患だということですから、いかに身近な病気かがわかるでしょう。

たとえば周りのお年寄り20人と比べてみた時に「明らかにうちのおばあちゃんが一番元気がない」と感じたならば、それはうつ病の初期段階かもしれません。

今の高齢者は昔のイメージとはまったく違っていて、70代半ばあたりの人は日常的に旅行や買い物に出かけるなど元気に満ちています。

それが「何をするにも億劫だ」と言い出した場合、何か他の病気にかかっていないのであれば、うつ病を疑ってもいいでしょう。それをきっかけに脳の検査をして、そこで多発性脳梗塞のような脳の疾患が見つかるケースもあるからです。

「お年寄りは元気がないもの」と考えてはダメ

お年寄りの元気がないのを「年を取っているのだから当たり前だろう」と考えるのは正しい対応ではありません。

今の高齢者世代を親に持つ世代がお年寄りに抱くイメージは実態に即しておらず、昔よりも今の高齢者たちが若返っていることは常に気にかけておかなければなりません。

たとえば1945年生まれの吉永小百合さんのように若々しい人は例外だと思うかもしれませんが、実は吉永さんと同じぐらいに元気な人がこの年代の最大公約数的な人だったりします。吉永さんと同じような年代の人で、当たり前のようにスポーツクラブに通い、毎日スイミングをしている人はまったく珍しくありません。容姿には個人差もあるでしょうが、生活や行動のアクティビティに関しては、決して吉永さんが特別というわけではないのです。

厚生労働省によるカテゴライズでは65～74歳が高齢者、75歳以上が後期高齢者とされていますが、後期高齢者という言葉のイメージとは異なり、75歳の人であればかつての60歳前後ぐらいをイメージしておく必要があります。

『サザエさん』で描かれる磯野波平は54歳という設定で、新聞連載で漫画が始まった昭和20年代にはこのくらいの年齢で初老といわれていました。そのようなイメージが強く残っているために、70代というと足腰が弱って外出もままならず、縁側でひなたぼっこをしているように思うかもしれませんが、現代の高齢者はまったくそんなことはありません。

今のお年寄りの多くはサラリーマンとして人生の大半を過ごしてきたわけですから、かつての農村に暮らしてきた人たちのように日々の肉体作業や手作業の積み重ねによる体のガタは少なく、さらにいえば脳への刺激が過剰な日々を過ごしてきましたから精神も若々しいのです。

服装をはじめとしたライフスタイルの志向も昔の老人とは違い、消費にも慣れています。そのように元気に過ごしているお年寄りが、突然、毎月のように出かけていた旅行に行かなくなったり、急に老後を不安がるようになったとすれば、それは適応障害やうつ病によって「認知や行動の変化」を起こしているのかもしれません。

昔は定年退職の頃になればもう残りの寿命は片手か両手で数えられるほどでした。それに応じて身体も弱っていたでしょう。

それと比べて今の60代は余力十分です。しかし、それが定年退職を機に仕事や生活の環境ががらりと変わってしまい、その後も長く生き続けなければなりません。このような環境の変化や仕事などの目標が喪失することは、適応障害やうつ病の大きな原因となり得ます。

高齢者の心の病を予防するうえで、まずはうつ病などのきっかけとなりがちな定年退職の前後の時期に注意する必要があります。うつ病などにかかりやすいのは仕事を辞めた夫に限らず、夫が毎日家にいることで生活のリズムが変わってしまう妻も同様です。

また定年退職以外にも、子どもの独立や親族の死などは適応障害やうつ病の要因になりやすく、周囲の人たちはこれらの出来事を把握しておいて、その時期だけでも寄り添うようにすると予防効果はかなり高まります。

誰もが適応障害やうつ病になる

かつて「学校の先生はたるんでいるからうつになる。政治家には一人もいない」といった意味の発言をした自民党幹部がいました。

もちろん、この発言には何の根拠もありません。現職で自殺した国会議員は何人もいて、そのなかには自殺直前にうつ病だった可能性を指摘されている議員もいます。

すべての自殺者の半数から7割程度がうつ病だとするデータもあり、そのことから考えても国会議員がうつ病にならないとはとても言えません。

「仕事をしていればうつは治る」などとテレビで放言したタレントもいました。このような偏見を垂れ流して恥じない人間が今も少なからずいることには怒りさえ覚えます。

日本においては「うつ病になるのは精神的に弱い人間」だという根本的な誤解があります。専門家でもないタレントがニュース番組のコメンテーターを任される国は日本くらいです。精神疾患に関する基本的な知識がないからこうした暴言が生じ、世間の偏見もなくならないのです。

そのような偏見のために、うつ病になった人は「能力がない」「人間力が弱い」などとレッテルを貼られてしまうことにもなりかねず、当人もまたそのように思い込んでしまうケースは少なくありません。その時には早期治療どころか、不調があることと自体を隠そうとして、そのために病状を悪化させてしまうケースも考えられます。

しかし、適応障害もうつ病もかかる時は誰でもかかるものですから、精神科医の診察を受けるのはまったく恥ずかしいことではありません。これは高齢者だけではなく、中高年やもっと若い世代の人たちにも当てはまることです。

知識不足が身の破滅を招く

自殺防止のためにうつ病の啓発活動が国によって行われるようになりました。現代社会では、世間一般にまで精神疾患に関する正しい知識を広めることが非常に重要な課題となっています。

たとえば仕事をしている人の場合、うつ病の診断書があれば会社は軽々しくクビにできなくなります。クビにして自殺をされた時にはさまざまな形で責任問題が生じるからです。

精神科へ行くこともなく、本当は適応障害やうつ病であるにもかかわらず「つらくて会社に行けない」と宙ぶらりんの状態でいたならば、リストラの対象になってしまう可能性もあります。

適応障害やうつ病になるとどうしても自分を責めるようになりがちですし、会社や同僚に迷惑をかけている自覚もあるでしょう。だからといって簡単にリストラを受け入れてしまえば、もしその後に病気が治ったとしても再就職は難しくなるはずです。

残念なことに精神疾患に対する偏見は今も根強くありますから、退職理由が精神疾患によるものだとなれば、再就職の面接で不利になるかもしれません。

もちろん会社を辞めたからといって精神疾患が改善する保証はどこにもありません。「自己責任だ」と放り出されてしまえば経済的な問題や将来への不安が増えることになり、さらに病状が深刻化することもあり得ます。

もし本人や周囲に適応障害やうつ病の正しい知識があって、それをケアできる制度があったならば会社を辞めなくて済んだはずの人は大勢いるでしょう。

正しい知識の欠如は、「自分には関係ない」といった無関心も生みやすくなります。

適応障害やうつ病が誰もがかかるかもしれない病気であることを知っていれば、本来は無関心ではいられないはずの問題です。自分を含めて家族や身近な人がかかる可能性があるのです。

しかも昨今はコロナ自粛のように、新たな精神疾患の種まで生じてきています。今まで順調な人生であったとしても、ある日突然、適応障害やうつ病に襲われる危険性はいくらでもあります。自分がその立場になって初めて事の重大さがわかったのでは遅いのです。

認知的成熟度を高めよう

年を取れば取るほど脳の前頭葉が縮んでくるのは生物学的な宿命で、誰にでも起ころことです。

前頭葉は思考、意欲、理性、性格などを司る部分で、とくに微妙な感情や感情に基づく高度な判断をしています。

悲しくて泣くとか、ケンカをして腹を立てるといった原始的な感情は大脳辺縁系が司っているのに対して、最もレベルの高い「人間らしさ」に関係しているのが前頭葉なのです。

その前頭葉が衰えてきた場合の特徴の一つに「物事の決めつけが激しくなる」ことが挙げられます。

たとえば敵味方をはっきり分けるようになって、今まで長年親しく付き合ってきた友人でも何か約束を破ったとか、ちょっとした金銭のトラブルなどの誤解や行き違いなどの些細なことで「あいつは許せん」「二度と会いたくない」と決裂してしまうこともあります。

つまり年を取ると「二分割思考」や「かくあるべし思考」がそれまで以上に強くなる傾向にあるのです。

年を取って前頭葉の萎縮が始まった時に、意識してそれを防がないとせっかく人生経験で高めてきた認知的な成熟度を未成熟な状態にしてしまいます。

テレビが「認知のゆがみ」を引き起こす

白と黒の間にグレーの部分があると認められるようになることを、専門的には「認知的に成熟している」と呼びます。一口にグレーといっても白に近いグレーもあれば、ほとんど黒に近いものもあるわけですが、そのグレーの程度によって物事を柔軟に考えられることを「認知的成熟度が高い」というわけです。

こうして考えた時に、新型コロナの問題においては日本全体が認知的成熟度の低い状態になってしまったと言わざるを得ません。

未知のウイルスに対する明確な答えがないままに、コロナといえばすべてが「危ない」と判断されてしまいました。そこに「このご時世に自粛をしない人は許せない」「なぜ憲法で保障された自由があるのに、自粛を強制されなければいけないのか」などの怒りの感情までが加わって、今もなお混沌とした議論が続けられています。

しかしこれこそが白か黒か、安全か危険かを決めつける、グレーが認められない議論の典型でしょう。

いくら「ゼロリスク」といっても、ウイルスそのものを根絶するのがいかに難しいかはインフルエンザのウイルスのことを考えればわかるでしょう。

新型コロナによるリスクの程度と、それを受けての活動自粛や自宅待機といった処置が本当に釣り合っているのかという議論もあるはずです。

コロナを根絶して「ゼロリスク」を実現するためならば、いくらでも税金を注ぎ込んでいいのかどうかということについても意見が分かれるところでしょう。

とどのつまり、自粛などの政策に対してどこまで許容できるのか、そのグレーの程度を日本全体でしっかり議論しなければなりません。しかしそうならないのは、極端な結論だけを数秒で伝えようとするテレビの影響が非常に大きいように思います。

テレビメディアが日本人の認知的成熟度を下げていることは非常に根深い問題で、

これが適応障害やうつ病など精神疾患を深刻化させるリスクにもなっていることは、多くの国民に自覚してもらいたい重大なポイントです。

コロナ自粛は是か非かといった時に、どちらか一つの答えが求められる――。これはコロナに限らずあらゆることにおいても同様で、そんな決めつけが激しくなった今の日本の状態は、認知療法でいうところの「認知のゆがみ」にほかなりません。

思考の老化を防ぐ

前頭葉が衰えてくると、今までグレーゾーンの存在を認めることのできた人でも、それを見分けることが苦手になってきます。いわゆる「頭が固くなった」「年を取って頑固になった」といわれる状態です。そうなってしまった人たちが、さらに決めつけの激しいテレビのワイドショーなどに触れることで今の日本の奇妙な世論が形成されています。

老化とともに前頭葉は縮んでしまい、多かれ少なかれ決めつけが強くなり、独善的になりがちです。それが激しくなって認知のゆがみが起こると適応障害やうつ病になり、発症すれば治りにくくなります。

高齢者のうつ病の場合、とりわけ自殺を防ぎ認知症を遠ざける意味から早期発見と早期治療が重要になります。

そのため、適応障害やうつ病を予防するうえでぜひとも実践してもらいたいことがあります。

それは認知のゆがみが起きやすくなる「思考の老化を防ぐ」ことです。

その要点の一つが物事を決めつけずに、何事に対しても「そうかもしれない」「いや違うのではないか」とさまざまな方向から考える思考のクセをつけることです。

たとえば2020年4月頃にテレビで感染症専門家が「コロナの死者は40万人を超える」と解説していました。これに対して「そうなのか」と鵜呑みにするのではなく、「何を大げさなことを言っているのだ」「いや、自粛が緩めばもっと被害は増えるのではないか」などと、正しいか間違いかはともかくとしていろいろな可能性を想像してみるのです。

「別な考え方」を積極的に探すことによって思考の幅は格段に広がり、それが思考の老化を予防することになります。

テレビや新聞の解説を「そうなのか」と真に受けていては頭がますます固くなってしまいます。それらを「正解」と考えて覚えようとしたり、まるで自分が考えたことのように他人に自慢するようなら、すでに思考の老化が始まっていると考えたほうがいいでしょう。

自分の主義主張と反対の本を読む

年を取ってくると特定の著者の本だけを読むようになりがちです。

「本はめっきり読まなくなりましたが、五木寛之さんの本だけは読んでいます」と話すお年寄りや「池波正太郎の文庫ばかり繰り返し読んでいる」などといった中高年の人をたまに見かけます。読み慣れた著者の本を読むことは安心感があって心地いいのでしょうが「思考の老化」を防ぐためには自分とは異なる主義主張や立場の本を読むことをお勧めします。

自分と異なる考えが書かれた本を読むことは、その内容に対して「それは絶対に違うだろう」と反論したり、「お前は何が言いたいんだ」「こんな代案があるじゃないか」などと考える材料になるからです。

たとえば自分が保守的な意見の持ち主であれば左派の本を読んでみるのもいいでしょう。逆に左派思想の人こそ『産経新聞』や『月刊Ｈａｎａｄａ』を読んでみるのです。

どんな意見の本にせよ、自分と逆の意見に触れることは脳にとって大きな刺激になります。もしかしたら、その内容にショックを受けて宗旨替えするきっかけになることもあるでしょう。

肌に合わない意見が多く書いてあれば腹が立ち、普段はあまり物事を考える習慣がない人でも頑張って反論しようとするでしょう。自分と同じ意見の本を読みたい気持ちをグッと抑えて、あえて敵陣の主張に体当たりすることで、思考の老化を効果的に防ぐことが期待できます。漫然とテレビばかり見ていたのでは刺激が薄く、思考の老化を自ら招いているようなものです。

粗食がうつ病の原因に？

年を取ると食が細くなるだけでなく、粗食になる人も多いのですが、これはセロトニン不足の要因になります。

セロトニンの材料になるのは必須アミノ酸の一つであるトリプトファンですが、これは肉類に多く含まれています。そのため日常的に肉を食べていれば、材料不足のためにセロトニンが作れない状態は避けられます。

「肉を食べなさい」と言うと「コレステロールが多いのではないか」「メタボは大丈夫か」と心配する人がいるかもしれません。

しかし我々のような精神科医からすると、コレステロールは脳にセロトニンを運ぶものと考えられていて、事実としてコレステロール値が高い人のほうがうつ病にかかるケースが少ないし、かかっても治りやすいというデータもあります。

そもそもメタボが体に悪いという「常識」も、欧米のデータを輸入しただけのことにすぎず、日本人には必ずしも当てはまるものではありません。粗食がいいというのは明らかに迷信なのです。

マウスやミジンコなどの動物実験では確かに飢餓状態に置いたほうが長生きします。しかし人間を対象にして「食べたいものを我慢する生活をずっと続けたほうが長生きできる」とする実験データはほとんどありません。むしろ近年においてはやや太めの人のほうが長生きするという報告が世界中で相次いでいるような状況です。

そもそも「美味しいものを食べる」という幸福な体験は、身体の免疫機能を上げることにもなりますし、感情の老化も予防して、うつ病にもなりにくくしてくれるのです。栄養面もさることながら精神医学上も、食べる行為を軽視して我慢してばかりではいけません。

いわゆるメタボ対策は動脈硬化型の疾患を予防する目的だけのことで、実はそれすらも効果のほどはあまり信頼できないというフィンランドでの調査データもあります。40歳前後の管理職を対象に、厳格な健康管理を行った群と放置した群を比較して追跡したところ、健康管理を行った群のほうが自殺やがんだけでなく、心筋梗塞も多かったというのです。

コレステロール値も含めて厳格に健康管理しているのであれば、自殺やがんはまだしも、せめて動脈硬化は抑えられて心筋梗塞が減少しそうなものです。しかしこのデータでは減りませんでした。動脈硬化や心筋梗塞についてもコレステロールだけの問題ではなく、ストレスなどのさまざまな要因があるのでしょう。

一つ確実に言えるのは「メタボ対策を徹底すると脳内の神経伝達物質が少なくなる」ということです。その結果として適応障害やうつ病になりやすく、老化も進みやすくなってしまいます。

根深い児童虐待問題

精神疾患にかかわる社会問題として昨今の日本で目立つものとしては、適応障害やうつ病のほかにもさまざまなものがあり、その一つが「児童虐待」です。

子どもを虐待死させてしまうなどはもちろんあってはならないことです。では、子どもが死なずに生きてさえいればいいのかと言えば、決してそうではありません。虐待サバイバーとして生き残っても、虐待の体験がトラウマとなりＰＴＳＤ（心的外傷後ストレス障害）や、パーソナリティ障害を発症し、その影響で学業や仕事が続かずに一生「ダメ人間」のレッテルを貼られてしまうこともあるのです。

日本で虐待サバイバーが冷たい扱いを受けてしまうケースが多いのは、やはり精神疾患全般への無知によるところが大きいでしょう。

アメリカでは虐待サバイバーが凶悪犯罪者になる例が多いこともあり、「虐待する親には育てさせない」という考え方が基本にあります。そのため、虐待する親がカウンセリングを受けて、カウンセラーが「もうこの人は虐待をしないから大丈夫です」と言わない限り、子どもが親元に帰されることはありません。

ところが日本の場合は、児童相談所が親に虐待されている子どもを保護しても、親が「虐待ではなくしつけ」と主張したり、子どもが「お母さんと一緒にいたい」と言えば、簡単に親元へ帰してしまいます。それでまた虐待が始まって、最悪のケースでは虐待死に至ります。

殺されなかった子どもにしても、虐待するような親に育てられれば、精神状態の悪化は避けられません。

私が解説を書いた『わたし、虐待サバイバー』という本の著者の羽馬千恵さんもひどい虐待親に育てられながら帯広畜産大学の大学院にまで進学しましたが、在学中には幻聴が聞こえるなどさまざまな精神疾患を発症したといいます。そのために休学したり、仕事をしても続かなかったり、また人間不信がひどくて対人関係がまったくうまくいかないというようなことが続いたようです。

結局10年ほどの期間、仕事を辞めたり再就職したりを繰り返して、その後にようやく介護の仕事に就いたそうです。彼女にとって介護職は、大学院までの学歴からすると畑違いの仕事ですが、それと並行して虐待サバイバーたちの面倒も見ているそうです。

そんな羽馬さんがいみじくも言ったのが「虐待というのは虐待が終わってから、本当の地獄が始まる」ということでした。この言葉は今でも私の胸に深く刻まれていて、忘れることができません。

依存症は人格の問題ではない

プロテニスプレーヤー・大坂なおみ選手の記者会見拒否が一時話題になりました。

日本のスポーツ界や芸能界においては大坂選手と同等か、それ以上にストレスの溜まりやすい状況にあるように思います。

彼らは記者会見はもちろんのこと、普段の生活においても、人格的に素晴らしい完璧な答えやふるまいが要求されます。

一度でも不倫などの「失態」を犯せば、その行為だけでなく人格までが批判の対象とされ、さらには過去の実績までもがなかったことにされてしまいます。このように批判の的となった人たちが表舞台から追いやられる例は枚挙にいとまがありません。

この時に「パフォーマンスさえよければ多少の問題があってもいいじゃないか」との意見は一切通用しません。

たとえば同じセックススキャンダルでも、アメリカのタイガー・ウッズ選手と日本のお笑い芸人・渡部建さんのケースとを比べてみるとその差は歴然としています。

アメリカでは「金銭的な関係も含めて120人もの浮気相手がいた」とされるタイガー選手の一種異様にも見える性癖を、「セックス依存症」という病気によるものだと捉えます。ところが渡部さんは「品性下劣な人格の問題である」と断じられ、そこには異論の余地もありません。

田代まさしさんが何度も覚醒剤に手を出したことについても「薬物依存」という病気ではなく、人格の問題とされてしまいます。

渡部さんや田代さんを擁護しようというわけではありませんが、依存症など精神疾患に対するメディアや一般の人々の理解度の低さは、私のような精神科医としては気にかかるところです。

適応障害やうつ病に関しても、自分自身や周囲が病状についての理解度が低いために、いくら苦しんでいても病気として受け取られないことが、さらに病状を悪化させている部分は少なからずあるように思います。

第43代アメリカ大統領のジョージ・ブッシュ、いわゆるブッシュ・ジュニアは学生時代のアルコール依存症を40歳の時に克服して大統領にまでなりました。しかし「政治家たるもの聖人君子でなければならない」とする「かくあるべし思考」が根強くある日本なら「過去にアルコール依存症だった」というだけで国会議員どころか地方議員になることも難しいのではないでしょうか。

このように日本人は自分自身に対しても他者に対しても、「かくあるべし思考」が非常に強くあり、これが適応障害を生み出す土壌となっているように思います。

仕事でもパフォーマンスだけが要求されるのではなく、普段のふるまいや性格、周囲からの評価など直接仕事に関係ないことにも優秀であることを要求されます。そして多くの人々はそのような風潮に反発をせず、あらゆる面において「いい人」にならなければならないと思い込んでいる――。

このような日本社会の在り方は、まさに適応障害を生みやすい状況だと言えます。

依存症対策が進まない理由

日本において「依存症は病気である」ということが正しく理解されていない現状は、精神科医として由々しき問題だと思っています。

アルコール依存にしてもギャンブル依存にしても「自己責任」とする声は多く、意志が弱いから依存症から抜け出せないのだといわれてしまいます。

現実には、依存症という病気に脳を支配され、脳のプログラムが書き換えられているために依存状態から抜け出すことができないのですが、そのような理解をしている人は少数派です。

アルコールについては日本において24時間いつでも手に入るのはもちろんのこと、広告規制がほとんどなされていないことも大きな問題です。

「アルコール依存症の患者を広告で刺激するのはまずいだろう」との観点から世界的にアルコール類の広告規制がなされていています。せっかくお酒をやめている人が広告を見てまた飲みたくならないようにとの配慮からのことです。とくに飲酒シーンのCMは厳禁です。

そのように日本以外の国では依存症回避のための対策に積極的に取り組んでいるわけですが、なぜ日本ではこれがなされないのでしょうか。

テレビなどの営利マスコミのモラルが世界標準と比べてかなり低いこともあるでしょう。

「依存症になる人は意志が弱い」とする文化が改まっていないことも大きな原因で

しょう。「依存症は自己責任だ」との考えがあるため、依存症を誘発する事物を規制、禁止しようという方向に話が進まないのです。

酒、タバコ、パチンコのCM規制を

依存性の強いものは、一定の割合で必ず依存症を生みます。だからこそ、違法薬物はもちろんのこと、ギャンブルや酒、タバコなどはどの国でも国が一定の規制を設けています。

しかし日本では、「依存症になった人が悪い」「その人の責任だ」とする誤った理解が根強くあります。そのため広告規制も、タバコのテレビCMはなくなりましたが、お酒に関してはいまだに垂れ流し状態です。東日本大震災以降は「自粛」していたパチンコメーカーのテレビCMも2021年からまた解禁されたといいます。ネット媒体に押されて減収傾向のテレビ局が自主的に規制するはずもなく、これらのCMは今後もどんどん流されるでしょう。

依存性の強いものは個人の収入と関係なく売れる傾向にあり、不景気で庶民の財布のヒモが堅い時こそ「お金を使ってくれるカモを見つけよう」とそれらの広告は増えていきます。自動車ならば広告によってその車が売れても、買い替えるまでには時間がかかります。十分な収入がなければ買い控えも起こるでしょう。しかし、依存性の強いアルコールなどは、CM効果で10人に一人が購入し、その人が依存症になってしまえば、たとえ職を失い生活保護になったとしても、お酒を購入するために一生お金を使い続けてくれるでしょう。

そうした意味からも、依存性の高い事物の広告は社会全体で規制しなければいけないはずです。しかし、政治家もテレビ局もまったく野放しにしていて、依存症の被害者を被害者として扱うこともなく「意志の弱いダメなやつだ」と「レッテル貼り」をします。

アルコールやギャンブルを原因とした自殺もあとを絶ちません。アルコール依存症やギャンブル依存症の親が子どもへ虐待を行い、その子どもたちがトラウマを抱えて人生を生きることになったり、貧困家庭となって進学の夢を絶たれるなどのケースも決して珍しいことではありません。

現実に依存症の患者が大変な数に上っているのに、治療施設がほとんどないことも大きな問題です。

アルコール依存症の治療施設は欧米とは比べものにならないくらい少なく、ギャンブル依存症の治療施設と言えるのは日本に数カ所しかありません。

人間の脳は依存するものがあれば依存症になりやすいようで、「意志がしっかりしていれば依存症にならない」のではなく、依存しやすいものを普段から使っていると、ある程度の確率で必ず依存症になってしまいます。

そしてもし依存症になってしまったら、完治するのは難しく、一生仕事にも就けなくなる危険性があることを、きちんと知っておくべきです。

依存性があるものから一定の距離を置くことは、脳にいい生活習慣の最たるものかもしれません。

末筆になりますが、本書を通じて、心の病の予防にはなるべく知識を集めて、備えあれば憂いなしにしていただければ、著者として幸甚この上ありません。

和田秀樹（わだ・ひでき）
精神科医。和田秀樹こころと体のクリニック院長。1960年、大阪府生まれ。東京大学医学部卒業後、東京大学医学部附属病院精神神経科助手、米国カール・メニンガー精神医学校国際フェロー、浴風会病院精神科医師などを経て、国際医療福祉大学心理学科教授。受験アドバイザーとしても著名で、27歳のときに執筆した『受験は要領』がベストセラーとなり、緑鐵受験指導ゼミナールを創業。また、映画監督としても活躍しており、2008年に公開された『受験のシンデレラ』はモナコ国際映画祭で最優秀作品賞を受賞。最新の監督作品は『東京ワイン会ピープル』（2019年）。著書に『70歳が老化の分かれ道』（詩想社新書）など多数。

宝島社新書

適応障害の真実
（てきおうしょうがいのしんじつ）

2021年10月2日　第1刷発行

著　者　和田秀樹
発行人　蓮見清一
発行所　株式会社　宝島社
〒102-8388 東京都千代田区一番町25番地
電話：営業　03(3234)4621
編集　03(3239)0646
https://tkj.jp
印刷・製本：中央精版印刷株式会社

ISBN 978-4-299-02079-6